DES VERS

[illegible]07. — ABBEVILLE. — TYP. ET STÉR. GUSTAVE RETAUX.

DES VERS

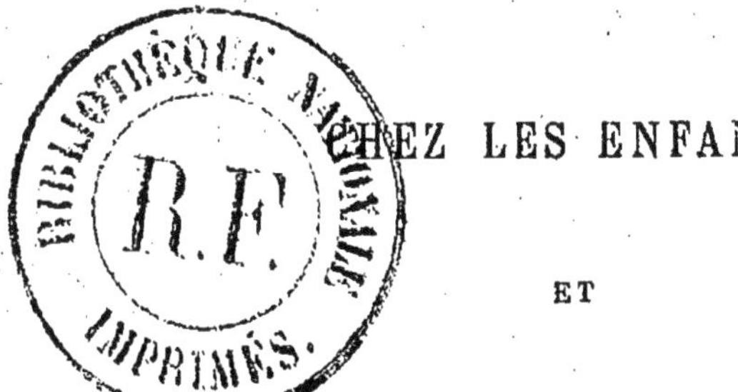

CHEZ LES ENFANTS

ET

DES MALADIES VERMINEUSES

PAR

Le Docteur ÉLIE GOUBERT

PARIS
OCTAVE DOIN, LIBRAIRE-EDITEUR
8, PLACE DE L'ODÉON, 8

1878

AVANT-PROPOS.

Pour les gens du monde, notre titre *maladies vermineuses* ne peut étonner, il est parfaitement acceptable, rien n'est fréquent comme d'entendre dire autour de soi que ce sont les vers qui ont déterminé telle maladie chez tel enfant. Pour le médecin il est moins admissible; on ne croit plus aujourd'hui dans le corps médical à des maladies vermineuses, on admet que la présence des vers dans l'économie donne lieu quelquefois à des phénomènes sympathiques par action réflexe et à des phénomènes locaux, conséquemment ne peut être cause de maladies; car des phénomènes réflexes ne constituent pas une maladie, c'est un état particulier du système nerveux, comme en peuvent produire une vive émotion, la frayeur, la colère, etc., et nous verrons que les phénomènes locaux ne sont dus eux-mêmes qu'à une action réflexe.

Entre ces deux manières de voir, celle du monde et celle du médecin, il y a, en considérant la question sous son vrai jour, c'est-à-dire débarrassée de la quantité de manifestations morbides qu'on attribue à tort aux vers, une différence énorme au point de vue nosologique : pour le monde un phénomène sympathique, un symptôme est une maladie, pour le médecin il n'y a de maladie que quand il y a lésion anatomique, or il n'y a jamais de lésion avec les vers ; pour lui chacun de ces phénomènes ou leur ensemble n'est que l'expression du plus ou moins d'irritabilité d'un système spécial, celui du grand sympathique.

Il est vrai que le monde dira qu'il n'a pas à entrer dans ces arguties, qu'il n'a à s'inquiéter que de ce qu'il constate, mais quand on saura bien que ces phénomènes cèdent comme par enchantement à l'administration du vermifuge, ce qu'ils ne feraient pas s'il y avait maladie, que par eux-mêmes ils ne peuvent engendrer aucune maladie, qu'une fois disparus le sujet atteint se retrouve exactement dans son état de santé habituelle, etc., on verra l'importance de cette distinction.

Quant à nous, qui n'admettons même pas que les vers aient des manifestations propres à chacune de leurs espèces, que des vers d'espèce semblable puissent déterminer des symptômes (1) identiques chez des enfants du même âge, de mêmes constitution et tempérament, etc., que les vers puissent faire naître des symptômes qui seraient reconnus ensuite comme appartenant à une maladie bien caractérisée, c'est-à-dire qu'ils puissent avoir une action décisive sur l'apparition plus ou moins prochaine d'une maladie inflammatoire en germe, nous n'adoptons ce titre que nous déclarons par avance choquant que pour réagir plus ouvertement contre cette malheureuse tendance qui existe encore de nos jours à attribuer aux vers la plupart des maladies de l'enfance.

Trouvant que pour bien juger d'une question il faut qu'elle soit exposée dans tous ses points, nous ne donnons pas de considérations générales sur les manifes-

1. Dans tout le cours de ce travail nous emploierons le mot symptôme dans le sens de manifestation extérieure, sans lui attacher l'idée de lésion morbide.

tations des vers avant d'avoir étudié chacun d'eux en particulier ; nous insisterons surtout sur les symptômes que chaque ver déterminerait et réunissant tous ceux des maladies qui pourraient avoir avec eux un air de ressemblance, nous chercherons à établir une sorte de diagnostic différentiel.

Dès maintenant nous posons en principe les propositions suivantes que nous développerons dans ce travail et qui en sont les conclusions :

1° Les vers étant excessivement fréquents dans l'enfance, si fréquents que presque tous les enfants en ont, doivent être d'une manière générale regardés comme *inoffensifs*, eu égard au petit nombre d'enfants atteints des manifestations qu'ils déterminent ; autrement dit l'innocuité des vers est la règle, les phénomènes vermineux l'exception.

2° Il n'y a pas de maladie propre aux vers, autrement dit de maladie vermineuse.

3° Associés de quelque façon que ce soit, les symptômes que déterminent les vers ne peuvent être rattachés à aucune maladie à lésion localisée, à aucune maladie connue, celle-ci étant bien caractérisée.

4° Dans toutes les lésions constatées à l'autopsie ou sur le vivant, et attribuées aux vers, les vers n'y ont joué qu'un rôle passif, celui de corps étrangers, et le plus souvent n'y ont pris aucune part, pas même celle-là.

5° Ne pouvant admettre de maladie qu'autant qu'il y a lésion anatomique, qu'autant que l'association, l'ensemble, la succession des symptômes sont caractéristiques de maladie, nous disons que ne possédant aucune observation d'autopsie constatant catégoriquement une lésion faite par des vers et les manifestations des vers n'étant jamais caractéristiques de maladie, les phénomènes vermineux ne sont en aucun cas des maladies et doivent être rayés comme telles du cadre nosologique.

6° Les vers ne pouvant déterminer, engendrer de maladies, celles qu'on leur attribue ont une tout autre origine.

7° Aucun des symptômes par lesquels les vers

manifestent leur présence n'est pathognomonique et ne peut suffire à la révéler.

8° En entourant l'enfant de précautions prophylactiques, il n'y aurait jamais de vers dans l'économie, il n'y aurait plus de parasitisme interne.

9° Par les moyens diagnostiques et thérapeutiques dont nous disposons, on peut toujours prévenir et enrayer tout accident vermineux, quel qu'il soit; conséquemment les phénomènes vermineux eux-mêmes ne peuvent être regardés comme dangereux, ne peuvent avoir qu'un pronostic favorable.

Que nous ne terminions pas cet avant-propos, sans payer notre tribut d'admiration au savant médecin à qui la science est redevable en grande partie des progrès qu'a faits depuis vingt ans l'helminthologie, surtout au point de vue physiologique, et qui a contribué si puissamment à mettre un terme à tout le merveilleux débité depuis des siècles sous le couvert des parasites internes; grâce au docteur Davaine (1) il n'y a plus

1. Davaine. *Traité des entozoaires et des maladies vermineuses de l'homme et des animaux domestiques*, Paris 1860. — 2e édition, Paris 1877.

de médecins en France qui croiraient aujourd'hui à des maladies vermineuses universelles, générales, essentielles avec ou sans vers, ou particulières à chaque organe (pleurésie, pneumonie vermineuse, etc.) ; et notre tâche, très-modeste, aura à nos yeux un prix inestimable si elle a pu déraciner quelque chose de la croyance qui règne encore à ce sujet parmi les gens du monde.

DES

VERS CHEZ LES ENFANTS

DES VERS INTESTINAUX.

Par vers intestinaux on doit entendre non-seulement les vers qui vivent dans l'intestin, mais ceux qui soit accidentellement, soit comme séjour naturel occupent d'autres parties du corps de l'enfant, en un mot l'ensemble des vers intestinaux du sous-embranchement des vers. Ce terme *vers intestinaux* est, en effet, synonyme du terme *entozoaires*, les auteurs les ont employés indifféremment l'un pour l'autre, cependant entozoaires, par opposition à épizoaires (parasites extérieurs), est une expression qui semblerait s'appliquer de préférence à tous les parasites intérieurs, aussi bien aux vers, aux insectes et crustacés que l'on rencontre dans le corps de l'homme et des animaux.

Nous allons d'abord traiter des vers qui vivent dans le canal intestinal, dans un deuxième chapitre nous nous occuperons de ceux qui vivent hors de ce canal ; puis nous grouperons tous ces vers d'après leur ordre zoologique ; enfin, dans un dernier chapitre nous résumerons notre travail et nous donnerons des considérations générales qui répondront plus directement au second titre de notre sujet.

VERS VIVANT DANS LE CANAL INTESTINAL.

Les vers qui vivent en parasites dans l'intestin de l'enfant sont l'*ascaride lombricoïde*, l'*oxyure vermiculaire,* le *trichocéphale dispar* et plus rarement les *tœnias*, *solium* et *mediocanellata,* le *bothriocephale large*; les trois premiers ont le corps cylindrique et strié en travers, les autres ont le corps rubané et articulé.

Nous ne dirons que quelques mots de certains vers dont la présence dans le tube digestif de l'enfant est encore mal établie, du moins pour nos pays : *anchylostome duodénal,distomum heterophys*(Égypte) et quelques espèces de ténias de découverte récente.

ASCARIDE LOMBRICOIDE (Ascaris lombricoïdes).

De l'ordre des nématodes, du genre ascaris établi en 1767 par Linné.

Connu dès la plus haute antiquité, signalé par Hippocrate, appelé successivement ἕλμις στρογγύλη par les grecs, *lumbricus teres* par les latins, *lumbricus rotundus* ou *lungus et rotundus* par les Arabes et les auteurs du moyen âge, ce ver, regardé par les anciens comme un produit, par formation autochthone, des aliments ou des membranes intestinales altérées, des humeurs bilieuses ou bilieuse et pituiteuse, n'a pris rang d'être organisé vivant que vers la fin du XVIIe siècle. Tyson en 1683 (1), Redi en 1684, Valisneri (1713), découvrirent ses organes de la digestion et de la génération; Laennec (1812), J. Cloquet (1824), Léon Dufour (2), Morren (3), Blanchard (1847), etc., complétèrent son anatomie.

L'étude zoogénique est plus récente; Rudolphi, Bremser, de Blainville, Dugis, Dujardin, Bérard, Pouchet, etc., avaient accepté l'opinion de leurs devanciers en attribuant la formation de ce ver à une génération spontanée. C'est grâce aux recherches expérimentales de Gros (4), de Schubart (5), de Richter (6), de Davaine, celui-ci ignorant les expériences des trois savants précédents, de Mosler (7), de Kuchenmeister, de Leuckart, que le mode de développement et de propagation de l'ascaride lombricoïde nous est connu.

Aujourd'hui nous pouvons dire que l'ascaride lom-

1. Pour toute citation d'auteur non suivie du titre de l'ouvrage, voir à la fin à *Bibliographie*.
2. Léon Dufour, *Journ. de Sédillot*, t. 92, p. 332. Paris, 1825.
3. Morren. *Quelques remarques sur l'anatomie du lombric*, Bull. de l'acad. royale de Bruxelles, t. 5, n° 4.
4. G. Gros, *Fragments d'helminthologie et de physiologie microscopiques*, p. 3, fig. tab. 6, extrait du Bull. soc. imp. des Nat. de Moscou, t. 22, 1849.
5. Schubart, cité par Leukart.
6. Richter (1857), cité par Kuchenmeister.
7. Mosler, cité par Leukart.

bricoïde naît d'un œuf ; cet œuf pondu dans notre intestin grêle n'y éclot et ne devient lui-même l'origine d'une nouvelle génération qu'après avoir quitté le corps humain et avoir puisé au dehors les éléments indispensables à son développement.

Davaine, qui le premier a bien établi ces faits, a démontré que, rejeté avec les selles, cet œuf qui ne présente encore aucun indice de segmentation du vitellus devra pour former l'embryon séjourner pendant un temps variant entre un et quelques mois en été et six ou huit mois en hiver, dans des endroits humides, tels que eau, terre atmosphère chargées de vapeurs d'eau ; — et on comprend très-bien que les matières fécales qui contiennent des œufs par milliers puissent être entraînées par les pluies dans les cours d'eau, les citernes, les mares, etc. — Il a démontré aussi que cet œuf qui jouit d'une immunité surprenante aux causes de destruction extérieure pouvait rester au dehors pendant quelques années et même cinq ans sans éprouver de modifications funestes pour l'embryon développé qu'il contient. Enfin, Davaine a fait connaître que c'est encore l'eau (les boissons), qui sert de véhicule à cet œuf pour rentrer dans l'intestin humain, qu'une fois là la coque se rompt par l'action des sucs intestinaux et de la muqueuse et sous la pression qu'exerce sur ses parois l'embryon, et celui-ci apparaît alors ascaride lombricoïde.

Cependant, contre cette opinion qui avait été définitivement adoptée, on a soulevé dans ces dernières années une objection touchant la manière dont se comporterait l'œuf une fois sorti de l'intestin humain, on a dit qu'avant de nous retourner, l'embryon, en vertu d'une *génération alternante*, pourrait bien subir dans le corps d'un animal une migration analogue à celle des mermis (1), de l'ascaris nigrovenosa, de la trichine, etc., mais aucune preuve n'est venue confirmer ces assertions. Du reste, toutes les espèces d'un même ordre n'ont pas un mode de développement tellement identique qu'il faille que quelques-uns ayant celui-là les autres l'aient aussi; ne voit-on pas dans ce même ordre des nématodes, le strongle à longue gaîne, les filaires être vivipares alors que presque tous sont ovipares; de plus on n'est pas absolument certain que l'ascaride lombricoïde soit une espèce particulière à l'homme, on l'a rencontré chez le bœuf, le veau, le cheval, le porc, le sanglier, l'ourang-outang, le phoque, et on connaît des espèces distinctes celles du cheval, du veau, du porc.

Anatomie. — Le lombric est un ver cylindrique, se terminant insensiblement en pointe vers les deux extrémités, blanc transparent ou d'un rose plus ou moins foncé selon la nature des aliments dont il est gorgé, sa longueur varie suivant les sexes, de 10 à 40 centimètres, son épaisseur est de 4 à 7 millimètres. Le

1. Les mermis déposent leurs œufs dans le sol humide; les larves qui en sortent au printemps émigrent dans les larves d'insectes, se développent dans leur corps, le quittent, s'accouplent, s'enfoncent dans le sol et y passent l'hiver.

corps présente quatre lignes longitudinales opposées deux à deux et est strié transversalement. Sa tête à peine

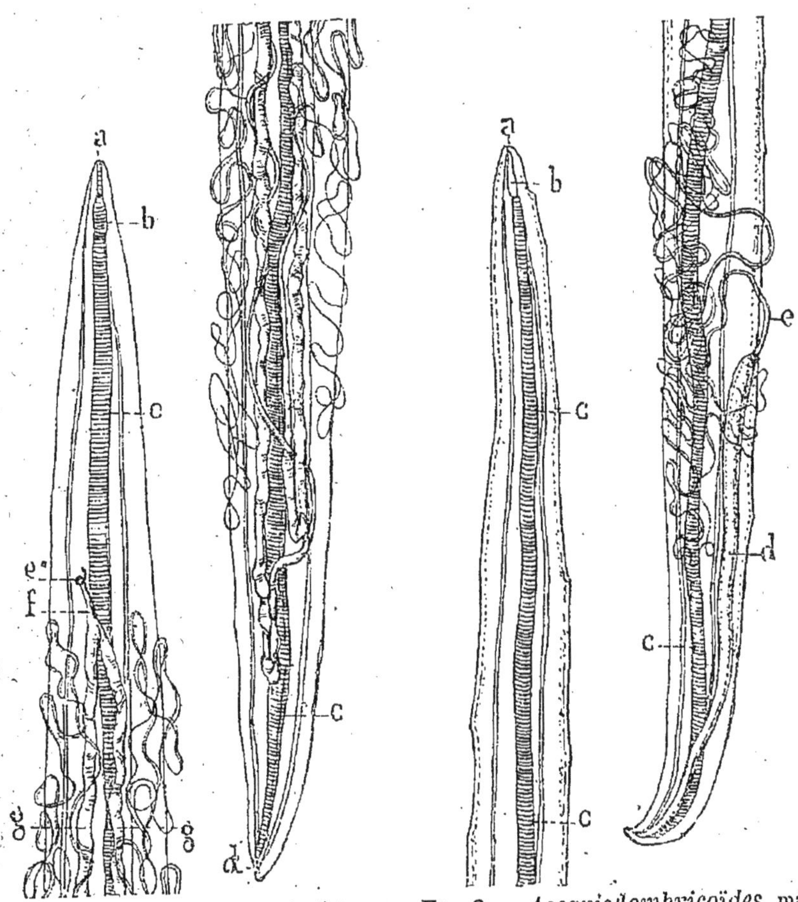

Fig. 1. — *Ascaris lombricoïdes* femelle (d'après Leuckart). — *a* Bouche. *b* Renflement œsophagien. *c*, *c* Tube digestif. *d* Anus. *e* Orifice de la valve. *f* Vagin. *g*, *g* Oviductes terminés chacun par un ovaire filiforme et très allongé.

Fig. 2. — *Ascaris lombricoïdes*, mâle (d'après Leuckart). — *a* Bouche. *b* Renflement œsophagien. *c*, *c*, *c* Tube digestif. *d* Canal déférent ouvert. *e* Testicule filiforme et très allongé.

distincte du reste du corps par un léger étranglement ou une dépression circulaire est munie de trois papilles arrondies et charnues, dont une supérieure et deux latérales inférieures, au milieu desquelles est la bouche. «Ces papilles, dit M. Davaine, seraient pourvues en dedans du bord libre de dentelures microscopiques

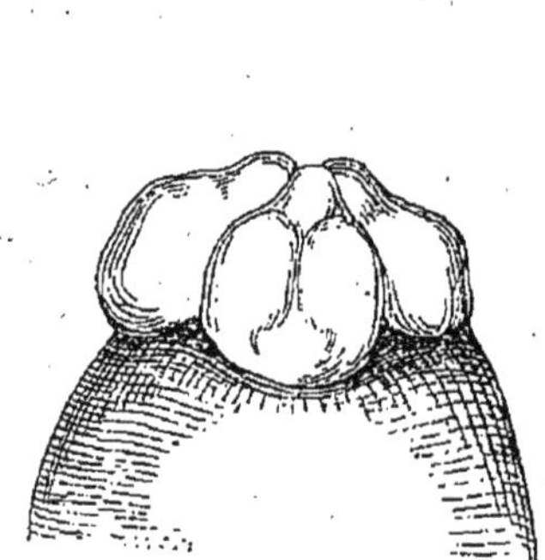

Fig. 3. — *Ascaris lombricoïdes.* — Extrémité antérieure (d'après Cobbold).

Fig. 4. — *Ascaris lombricoïdes.* — Bouche vue de face (d'après Leuckart).

servant à la mastication. » Le canal alimentaire est droit et l'anus se trouve situé à la partie inférieure et un peu avant l'extrémité postérieure du corps.

Le lombric n'est pas hermaphrodite. Les femelles possèdent deux ovaires, deux oviductes dont l'ouverture unique longue d'un centimètre se remarque vers le tiers antérieur du corps. Les mâles, bien moins nombreux et plus petits, ont la queue recourbée en crochet et sont munis de deux spicules filiformes et recourbés.

Les œufs sont ovoïdes, revêtus de deux enveloppes : l'interne ou enveloppe propre est lisse et solide, l'externe est faite d'une substance albumineuse inégalement répartie, ce qui lui donne un aspect bosselé,

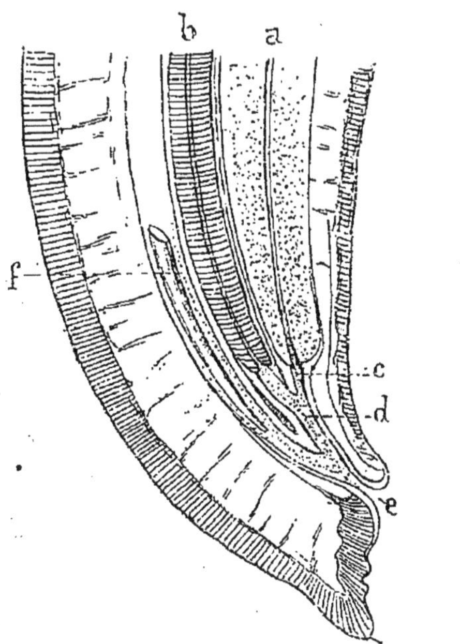

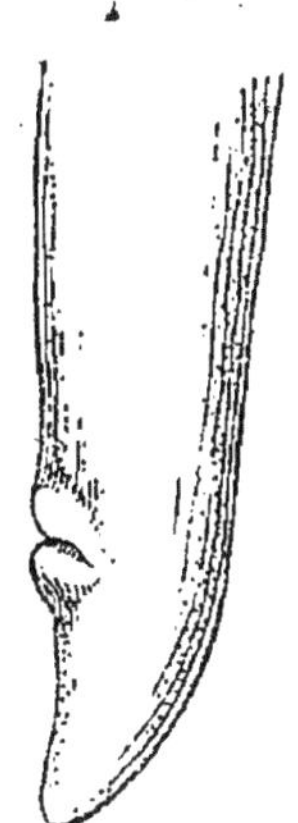

Fig. 5. — *Ascaris lombricoïdes.* — Extrémité postérieure du mâle (d'après Leuckart). — *a, c* Canal déférent. *b* Canal digestif. *d* Cloaque. *e* Ouverture anale. *f* Spicule.

Fig. 6.— *Ascaris lombricoïdes.* — Extrémité postérieure du mâle montrant les deux lèvres de l'anus.

elle est teintée par les matières intestinales; cette deuxième enveloppe n'existe pas avant la ponte : les œufs sont alors blancs. Leur longueur est de $0^{mm},075$ sur une largeur de $0^{mm},058$. Tous ces caractères sont importants à connaître pour le diagnostic. Une seule femelle pondrait de 50 à 60 millions d'œufs. (Davaine.)

L'ascaride lombricoïde est de tous les pays, de tous les climats, les plus chauds comme les plus froids, de toutes les saisons ; moins répandu partout où la civilisation a tracé des lois d'hygiène, mais comme endémique dans les parties du monde où elles font défaut, la race nègre lui paie le plus large tribut. Pour une même contrée ce ver est souvent inégalement réparti, ainsi en France il est moins commun à Paris qu'à la campagne; la Bourgogne, l'ouest et les départements avoisinant Montpellier (Boudin) (1), sont relativement plus atteints ; il en serait de même pour Londres par rapport à l'Angleterre (Abbotts Smith) (2). Il est très-commun en Belgique, en Allemagne, en Suisse, en Hollande et surtout en Suède.

Les lombrics habitent normalement l'intestin grêle; dans toute autre région du corps ils n'y sont qu'à l'état de migrateurs, n'y étant arrivés qu'accidentellement après avoir quitté l'intestin par une voie soit naturelle, soit pathologique. S'ils occupent l'estomac ou le gros intestin, ils ne tardent pas à être rejetés au dehors. Ils se meuvent dans toute la longueur de l'intestin grêle, ne paraissent pas s'attacher aux parois et ne se prennent en masse, ne se pelotonnent que quand ils sont très-nombreux, ou, dit-on, qu'en cas de maladies ou de mort de leur hôte. Leur nombre

1. Boudin. *Traité de géographie médicale.* Paris, 1857.
2. Abbotts Smith. *On Human Entozoa.* London, 1863.

dans l'intestin grêle varie de quelques-uns à une centaine et plus, et est ordinairement de 10 à 20, 30 ; ils ne sont presque jamais isolés, mais dans des contrées où ils sont communs il n'est pas rare de voir des enfants en rejeter des centaines dans un court espace de temps. Petit de Lyon (1) rapporte qu'un enfant de Roanne en rendit 2,500 en cinq mois, « il lui en sortait par la bouche et le nez. »

L'enfance est par excellence, on pourrait même dire presque exclusivement, la tributaire des lombrics. Peu d'enfants n'en ont pas ; à Paris, où ils sont réputés rares, Guersant a dit qu'un enfant sur vingt en était atteint, et il était au-dessous de la réalité. Dans certaines localités de la Normandie presque tous les enfants en ont et même à plusieurs reprises. — La raison de cette préférence des vers pour l'enfance peut être recherchée dans les conditions mêmes de leur âge, de leur développement, dans la fréquence des flux intestinaux à cette époque de la vie, dans leur alimentation capricieuse et surtout, pour ceux de la campagne, dans la facilité avec laquelle on les laisse vagabonder boire à droite et à gauche à la première source venue ; mais peut-être par-dessus tout parce qu'à cet âge on n'a pas grand souci du fonctionnement de ses appareils et grande attention pour leurs résidus, parce que l'on ne pousse pas plus loin l'indifférence de tout ce qui vous arrive si la douleur ne

1. *Troisième coup d'œil sur la folie*. Paris, 1807.

s'ensuit pas et conséquemment on ne cherche pas à s'en plaindre pour qu'on y remédie, et l'enfant conservant ainsi des vers pendant très-longtemps reste un foyer incessant de propagation pour son entourage. Les parents suppléent à bien de ces choses, mais combien peu pensent aux vers quand l'enfant ne souffre pas, d'autant que le plus souvent le ver passe inaperçu si on ne regarde de temps à autre les selles. Nous verrons que les mêmes parents sont les premiers à accuser les vers dans toute maladie qui frappera leur enfant.

Rare avant un an, l'ascaride a sa plus grande fréquence de 5 à 10 ans ; l'adolescent y est peu sujet. L'enfant au sein et nourri exclusivement du lait maternel ne devrait pas avoir de vers, si l'eau est bien le véhicule obligé de la transmission. Ne connaissant pas la durée de la vie de l'ascaride, on ne peut apprécier le séjour qu'il fait dans l'intestin, si son hôte n'a pas cherché à s'en débarrasser, ou s'il ne s'est pas aperçu de sa présence ; on pense que l'ascaride femelle meurt après la ponte ; tout ascaride mort ne tarde pas à être rejeté au dehors.

Le lombric se montrerait plus fréquent chez la fille, question de nature, d'excitabilité plus marquée, par suite plus grande tendance à des symptômes dits vermineux. Il serait plus commun chez les enfants à constitutions faibles, lymphatiques, scrofuleuses, chez ceux qui se nourrissent d'aliments de mauvaise qualité ou presque exclusivement de légumes, de fruits, de laitage, de matières sucrées ou féculentes, et qui ne font pas usage de boissons fermentées (vin, bière, cidre) et de condiments, notamment d'aliments salés. A ces causes prédisposantes, il faut ajouter celles dues aux autres conditions mauvaises d'hygiène, à l'influence locale : pays sans eau courante, usage d'eau non filtrée (eau de puits, de mares, etc.), absence de fosses d'aisance; l'action des pluies,— les fécès entraînées par les pluies sont portées dans les mares qui sont quelquefois les seules eaux de tout un village; aliments crus, lavés ou arrosés avec ces mêmes eaux stagnantes et le plus souvent croupissantes. L'hérédité, a-t-on dit, agirait comme cause prédisposante; oui, si l'enfant reproduit les mêmes conditions qui avaient déterminé chez le père ou la mère l'évolution des vers lombricaux, mais l'enfant n'apporte pas en naissant un germe héréditaire qui se développerait ultérieurement.

Les vers, s'établissant de préférence sur des enfants scrofuleux, se développeront également bien sur ceux qui sont débilités, affaiblis par des maladies antérieures ou récentes, et, a-t-on dit, sur ceux qui sont en état de maladie, surtout si celle-ci est une affection à forme abdominale. On a signalé les fièvres éruptives, rougeole, variole et surtout la fièvre typhoïde comme favorisant la propagation des vers. En est-il bien ainsi et loin de favoriser leur pullulation les maladies à flux putrides ne tuent-elles pas plutôt les vers ? Comment s'expliquer leur fréquence si grande sur l'être sain si leur meilleure condition de développement était la maladie chez leur hôte ? Les défenseurs de la multiplicité des vers par la fièvre typhoïde ne sont-ils pas imbus de ces soi-disants épidémies de vers à forme typhoïde du siècle dernier, ou n'est-ce pas encore parce que l'attention du médecin et des parents n'a bien été portée sur les voies digestives de tel enfant que depuis l'apparition chez lui d'une maladie du ventre ? On comprend que les vers stimulés, ahuris dans un milieu modifié de nature révèlent davantage leur présence en irritant les rameaux nerveux périphériques. D'autre part, les vers meurent peu de temps après avoir quitté l'intestin et leurs œufs si résistants habituellement aux différentes causes de destruction ne peuvent se conserver longtemps dans des matières putrides (urine, pus, etc.).

Mais de toutes ces causes dites prédisposantes, aucune ne peut suppléer à celle-ci, cause essentiellement déterminante : l'introduction dans notre économie au moyen d'un véhicule approprié (l'eau en boisson ou celle que retiennent les aliments crus et lavés) du germe de l'ascaride lombricoïde, c'est-à-dire de l'œuf contenant l'embryon développé.

Nous sommes ainsi amenés à poser cette question : tout œuf contenant un embryon formé devra-t-il nécessairement produire dans l'intestin où il a été porté un ascaride lombricoïde, autrement dit devra-t-il éclore s'il est arrivé à maturité ? Les mêmes expériences sur lesquelles on s'est appuyé pour contester l'opinion de M. Davaine touchant la pathogénie de ce ver, celle relative à la manière dont se comporte l'œuf à l'air libre, répondent pour nous : Mosler, Leukart ont administré des œufs développés à plusieurs enfants et aucun d'eux n'a eu de vers. Ils ont cru voir là un nouveau fait de génération alternante, mais ne pouvons-nous pas y voir aussi une sorte d'immunité de quelques-uns à la propagation générale, de quelques-uns qui ne présentaient pas sans doute aucune de nos causes prédisposantes ?

On a parlé d'endémie, d'épidémie dues à des vers lombricaux. Nous comprenons que là où les vers se montrent fréquents depuis des années, on puisse dire qu'ils s'y trouvent à l'état d'endémie, et un bien grand nombre de localités pourraient avouer cet état. Mais quant aux épidémies rapportées par les auteurs, elles offraient cette circonstance d'être toujours compliquées d'une épidémie de dyssenterie ou de fièvre typhoïde ; elles étaient non guéries, mais généralement modifiées par l'expulsion médicale des vers. N'est-ce pas là un fait essentiellement de coïncidence et quel compte doit-on tenir de la complication apportée par des vers dans une maladie telle que la fièvre typhoïde ! Depuis le commencement de ce siècle, depuis que l'on connaît bien la fièvre typhoïde, il n'a plus été question de ces sortes d'épidémie. Quoique la cause soit palpable, le « *contagium vivum* » bien déterminé, qu'on dénomme si l'on veut épidémie, l'augmentation brusque et disproportionnée des cas de vers chez les enfants dans une même contrée, mais à la condition qu'il ne s'y rencontre pas une maladie régnante épidémique, car le médecin refuse à celle-ci une action directe sur l'évolution des vers dans l'économie.

Symptomatologie.— *Vers considérés comme cause de maladies.* — 1° Un enfant peut avoir des vers et toujours l'ignorer, — les vers sont rejetés avec les selles sans qu'il s'en soit aperçu, aucuns symptômes n'étant venus éveiller l'attention des parents et l'enfant ayant joui constamment du même état de santé.

2° Un enfant peut avoir des vers, s'en apercevoir — on en a vu dans ses selles, — et conserver, pendant tout le temps de leur séjour dans son intestin, le même état de santé. Ce cas est le plus fréquent, c'est la règle.

3° Un enfant a des vers et présente des symptômes qu'on attribuera à l'action des vers.

Voici le tableau le moins exagéré des symptômes vermineux, tracé par les auteurs.

Facies vermineux : Teint plombé, terreux ou verdâtre, visage bouffi, yeux cerclés de noir, couleur bleuâtre des paupières, pupilles dilatées, expression sombre de la physionomie.

Pointillé rouge, état saburral de la langue, fétidité de l'haleine, salivation, prurit des narines, épistaxis, appétit exagéré ou dépravé, ballonnement du ventre, douleurs abdominales, constipation ou diarrhée, selles glaireuses et sanguinolentes, démangeaison à l'anus; incontinence d'urine, palpitations du cœur, irrégularité du pouls, tendance aux syncopes, douleurs dans les membres, amaigrissement, marasme.

Troubles cérébraux : Céphalalgie, vertige, délire, folie, coma, perversion des sens, paralysie de la sensibilité générale, convulsions, hystérie, épilepsie, chorée, grincement de dents, bégayement, strabisme, trismus, tétanos, hydrophobie, tremblement universel.

Ces symptômes se décomposent : 1° en *phénomènes locaux* (ceux du ventre) ; 2° en *phénomènes sympathiques* par action réflexe, retentissant sur un ou plusieurs organes, sur un ou plusieurs appareils : sur les sens (dilatation des pupilles, amaurose, perversion du goût, hyperesthésie cutanée), sur les organes de la respiration, de la circulation, de la digestion, sur les sécrétions, sur le système nerveux.

Entre les auteurs qui veulent que la plupart des symptômes de ce tableau fassent rarement défaut et ceux qui croient à l'innocuité parfaite des vers et concluerαient même à leur utilité (ces vers, selon eux, seraient dépurateurs de l'organisme, stimulateurs de l'intestin et leur expulsion artificielle ne serait pas exempte de dangers), des médecins ayant passé leur vie à soigner des enfants, notamment M. H. Roger (1), professent que les symptômes dus à des lombrics sont excessivement rares, que les seuls qu'ils puissent causer sont de l'inappétence, un peu de diarrhée, des selles glaireuses muqueuses et tout au plus, quand ces vers sont très-nombreux, des troubles intestinaux qui, portés à un degré extrême, peuvent déterminer chez le malade un aspect typhique ; M. H. Roger dit n'avoir jamais rencontré de convulsions chez des enfants atteints de vers, or c'est le symptôme qui a passé pendant longtemps pour être le plus commun de tous, et M. Bouchut, lui aussi, a constesté sa fréquence.

La plupart des auteurs contemporains qui se placent entre ces deux opinions extrêmes, s'accordent à constater que le facies dit vermineux à l'état typique est extrêmement rare dans nos pays. Comment s'expliquera-t-on alors que c'est ce facies qui a le plus contribué à faire admettre la réalité d'une cachexie vermineuse, si on ne convient pas qu'il y a eu confusion avec les manifestations d'une maladie constitutionnelle ? Rappelons à ce sujet que sous certains climats, dans certaines contrées à endémie, les conditions hygiéniques sont parfois tellement détestables, la population est si misérable, que la majorité des enfants, et surtout ceux de la deuxième enfance, ont

1. *Revue médicale française et étrangère*, 1864. Des ascarides ombricoïdes et de leur rôle dans la pathologie.

l'aspect cachectique même sans manifestations morbides; rappelons aussi le facies propre aux scrofuleux, ceux-là même qui prennent plus facilement les vers, ou, pour mieux dire, chez lesquels leurs symptômes sont plus appréciables.

Les symptômes dus aux lombrics qu'on peut réellement observer chez un enfant sain, qui a joui jusqu'alors d'une bonne santé, sont : douleurs abdominales, coliques surtout à l'ombilic, constipation ou diarrhée, alternatives de l'une et de l'autre, selles glaireuses, muqueuses; pâleur de la face, fatigue des traits, pupilles quelquefois dilatées; désordres de l'appétit, par suite langue saburrale, haleine mauvaise, salivation, amaigrissement. Chez de jeunes enfants et chez ceux qui sont impressionnables, prédisposés aux affections nerveuses : des cris, des plaintes, de l'irritabilité, de l'irascibilité, de l'agitation pendant le sommeil, de l'irrégularité du pouls, des démangeaisons à l'anus et au nez (hyperesthésie cutanée).

Ces symptômes ne se rencontrent pas ordinairement réunis chez le même enfant; quelques-uns existeront seuls : douleurs abdominales, coliques, ballonnement du ventre ; d'autres consisteront dans le manque d'appétit, le dégoût pour les aliments, la perversion du goût, ou dans de la boulimie, la faim immodérée ; d'autres dans des alternatives de diarrhée et de constipation, ou seulement dans le prurit du nez, la dilatation des pupilles, l'agitation dans le sommeil, etc...

Ces symptômes sont passagers, rarement continus. Ils n'ont pas de caractère particulier ; leur bizarrerie, leur irrégularité dans l'apparition et dans la disparition, l'absence d'enchaînement leur donnent cependant une physionomie spéciale. Ils sont toujours bénins, l'amaigrissement par suite de diarrhée, de désordres de l'appétit, étant peu fréquent et cessant avec la cause. D'une manière générale, on peut dire ces symptômes très-rares, exceptionnels même, comparativement à la masse d'enfants atteints de vers et ne présentant pas de manifestations appréciables.

Quant aux troubles généraux, sympathiques par action réflexe, quelques observations que nous possédons (1), ont un tel caractère d'authenticité que nous ne pouvons les nier. Mais nous regardons ces troubles comme ne se produisant que chez des natures prédisposées héréditairement aux affections nerveuses. Ces troubles consisteraient dans toutes les manifestations que peut produire un système nerveux excité, mais qui n'est atteint d'aucune lésion anatomique ou

1. Bouchut, *Accidents comateux* chez un enfant de deux ans atteint de lombrics; expulsion, guérison (*Gaz. des hôpit.* 1867, avril). — *Epilepsie vermineuse*, fille de douze ans; expulsion, guérison (*Journ. de méd. et chir. prat.*, 1861, t. 32, p. 295). — *Chorée vermineuse*, enfant de six ans; guérison après expulsion (*Gaz. des hôpit.*, 1862, p. 22).

Meunier, thèse de Paris, 1867, *Accidents hystero-épileptiformes*, fille de quinze ans, guérison après expulsion. — *Accidents vertigineux* observés à Sainte-Eugénie, dans le service de M. Barthez, fille de onze ans; guérison.

Bourgeois, *Revue médic.*, t. 2, p. 456, *Attaque de catalepsie* chez un enfant ; guérison après expulsion.

Des observations citées par Mondière, M. Davaine, etc.

ne puise sa manière d'être dans aucune lésion de l'organisme, conséquemment ces troubles ne seront que temporaires, sans caractères bien définis, et devront cesser avec la cause qui les entretient, avec l'expulsion des vers : convulsions partielles (n'occupant qu'un côté du corps ou quelques muscles) ou générales, convulsions cloniques et toniques, attaques éclamptiques, choréiformes, délire, coma ; paralysies temporaires portant sur la motilité des membres (hémiplégies) ou sur la sensibilité spéciale (amaurose, surdité), etc... (1). C'est surtout avec ces phénomènes réflexes, les seuls qui par quelques-unes de leurs modalités pourraient quelquefois égarer momentanément le jugement du médecin, que se montrent cette allure irrégulière, ce côté insolite, cette incohérence des symptômes, apparaissant brusquement pour disparaître de même, se reproduisant sans cause appréciable pour un temps plus ou moins long avec des manifestations différentes qui n'offrent entre elles aucun rapport.

Ce qui a pu faire croire à la fréquence de ces phénomènes nerveux, c'est que vu leur étrangeté celui qui en a été le témoin s'est fait un devoir de les publier tout en les exagérant souvent ou ne s'attachant pas assez aux antécédents héréditaires du malade, et il

1. Ces phénomènes nerveux d'ordre réflexe ne se montrent pas seulement avec les vers ; tout corps étranger dans les voies digestives peut en déterminer chez un sujet prédisposé M. le docteur Dujardin-Beaumetz me dit qu'il a eu occasion ces derniers temps de constater des accidents nerveux chez un enfant qui avait avalé une boulette de papier et qui ne recouvra la santé qu'après l'avoir rejetée avec les selles.

s'est trouvé que les observations de cette nature, rassemblées très-scrupuleusement, ont été bientôt plus nombreuses que celles qui traitaient la question comme elle se passe habituellement, et aussi notre penchant à vulgariser tout ce qui est du domaine du merveilleux. Aussi devons-nous le plus souvent faire bon marché de tous ces cas extraordinaires qu'on vient nous raconter et que nous n'arrivons jamais à constater, devons-nous quand nous sommes appelés pour une attaque convulsive, quel que soit son caractère (épileptique, hystérique, tétanique), nous tenir en garde contre cette fâcheuse tendance à voir dans les vers la cause de la plupart des affections de l'enfance, croyance tellement enracinée dans le monde qu'il n'y a pas une mère qui encore aujourd'hui n'attribue d'abord à des vers tout accès nerveux que présentera son enfant. Et combien encore agissent de même pour des affections les mieux caractérisées !

Les symptômes mentionnés sont habituellement en rapport avec le nombre des vers, mais non d'une manière absolue, nous avons cité cet enfant qui rendit 2,500 vers en 5 mois sans éprouver le moindre trouble dans sa santé ; et aussi, mais d'une manière beaucoup plus générale, avec la constitution, le tempérament, l'âge, avec les phases physiologiques du développement, mais il faut démêler ce qui appartient aux uns et aux autres, nous nous en occuperons au chapitre du diagnostic.

Diagnostic du ver. — Diagnostic des symptômes. — La possibilité de constater presque journellement des vers dans les garde-robes et d'examiner au microscope les œufs que chacune d'elles renferme par milliers pendant tout le temps qu'il y a des vers dans l'intestin, tel est le critérium du diagnostic pour tout phénomène vermineux.

Les phénomènes vermineux peuvent-ils simuler une maladie ? Qu'on relise notre symptomatologie des lombrics et si on est praticien qu'on compare ces symptômes à ceux des maladies à forme intestinale ; est-il possible, animé du meilleur désir de sacrifier à la crédulité publique, d'y trouver de bien grands points de ressemblance avec les affections du cadre nosologique ? Nous supposerons cependant qu'il puisse en être ainsi, et nous passerons en revue toutes les maladies de l'enfance qui ont pu être attribuées aux vers.

Nous convenons cependant que dans quelques cas le médecin appelé pour un enfant qu'il n'a jamais vu, dont il ne connaît pas les antécédents héréditaires, soit qu'on les ignore, soit que les parents poussent l'amour-propre jusqu'à les lui taire (alcoolisme, épilepsie, hystérie, etc.), et près desquels il ne peut se renseigner si l'enfant avait antérieurement des vers, puisse se trouver embarrassé devant certain appareil de symptômes cérébraux et généraux ; en un mot, nous convenons que les phénomènes sympathiques peuvent quelquefois, mais seulement temporairement, en imposer pour une maladie ; mais quelle que soit l'analogie qu'on cherche à établir en pareil cas avec une affection cérébrale, méningite, avec une affection infectueuse, fièvre typhoïde, on ne peut rassembler tous les éléments de ce diagnostic et on a toujours à sa disposition la pierre de touche, le vermifuge, qui, s'il y a des vers, fera rentrer tout dans l'ordre habituel.

Après avoir discuté des symptômes des maladies de l'enfance comparativement aux symptômes vermineux, nous nous arrêterons quelque peu sur les manifestations possibles qu'offrent certaines phases du développement de l'enfant, sevrage et première dentition, première enfance; deuxième dentition, deuxième enfance, et nous chercherons à établir une sorte de diagnostic différentiel entre les deux modes de manifestations.

La tuberculose intestinale, la tuberculose mésentérique (le carreau), sont les deux affections qu'on attribue peut-être le plus souvent aux vers et qui passent à tort dans le monde pour être les maladies les plus fréquentes chez les enfants et la cause presque exclusive du dépérissement infantile.

Tuberculose intestinale. — Cette maladie dont la

lésion a pour siége habituel l'intestin grêle (l'iléon), pour résultat l'ulcération de la muqueuse, la perforation et la péritonite, peut jouer un grand rôle dans les perforations que l'on a attribué aux vers. Ses symptômes souvent nuls alors qu'il n'existe encore que des granulations ou de légères ulcérations, consistent en coliques et en diarrhées. Plus tard le catarrhe intestinal, rebelle à tout traitement, s'accompagnera d'amaigrissement; mais tant que les selles ne deviennent pas sanglantes (érosions vasculaires), qu'il ne se produit pas des manifestations d'ordre tuberculeux dans d'autres organes, le diagnostic est très-difficile entre cette affection et le catarrhe intestinal simple. Or, les symptômes coliques et diarrhée se rencontrent chez les sujets atteints de vers ; mais dans la tuberculose, les douleurs sont beaucoup plus violentes, leur siége est surtout à la région ileo-cæcale et non à l'ombilic; les diarrhées sont continues et beaucoup plus abondantes; puis les antécédents héréditaires et l'état des organes viendraient éclairer le diagnostic. Une fois la maladie confirmée, il n'y a plus de doute possible.

La *tuberculose mésentérique* (le carreau), quand elle n'est pas accompagnée de lésions dans d'autres organes, n'a par elle-même, sauf l'existence de tumeurs profondes, isolées et arrondies dans la cavité abdominale, aucune manifestation extérieure. Ce n'est que quand il existe des lésions dans le canal intestinal, et ce sont celles de la tuberculose intestinale, qu'un diagnostic avec la présence des vers peut être établi.

Péritonite chronique (tuberculeuse, celle qui est particulière à l'enfance et à l'adolescence). — Les symptômes initiaux sont encore là des coliques sourdes, intermittentes, des alternatives de constipation et de diarrhée, souvent des vomissements, le ventre est très-gros, etc... ; mais jamais l'amaigrissement chez le sujet atteint de vers ne peut être aussi progressif, les coliques aussi tenaces, le ventre ne présente jamais de matité aussi caractéristique, n'est jamais aussi ballonné, les vomissements sont excessivement rares et n'existent généralement que quand le ver est dans l'estomac, ils ne sont jamais verdâtres et porracés.

Quant aux symptômes de la période d'état (ventre en bateau, diarrhée permanente, fièvre hectique, etc., lésions d'autres organes), il n'y a plus le moindre point de ressemblance entre eux et ceux des vers.

L'entérite. — Nous renvoyons le lecteur au paragraphe suivant, celui des accidents locaux, pour apprécier notre manière de voir sur l'action qu'exercent les vers sur les parois. — Pour nous, les vers ne pouvant en aucun cas enflammer la muqueuse et déterminer de l'entérite, un diagnostic différentiel au point de vue nosologique n'a pas plus sa raison d'être entre les diarrhées vermineuses et l'entérite, qu'entre les phénomènes vermineux et les autres maladies.

Les symptômes vermineux et ceux de l'entérite ont généralement entre eux un certain rapport : douleurs abdominales, coliques, diarrhées ; mais dans l'entérite, l'étiologie, la fièvre continue, l'ensemble des manifestations, leur marche ne peuvent laisser longtemps subsister du doute dans l'esprit de celui qui n'aurait pas pris le soin d'examiner d'abord les matières.

La *méningite tuberculeuse*, la plus fréquente de toutes les affections cérébrales de l'enfance, atteint surtout les enfants de deux à sept ans. La période prodromique — caractérisée par les modifications du caractère, la perte de l'appétit, les alternatives de diarrhée et de constipation, l'amaigrissement progressif et apyrétique, la céphalalgie, l'insomnie, le mâchonnement, les grincements de dents, — a bien parfois une certaine analogie avec les symptômes vermineux ; mais ces symptômes prodromiques n'ont lieu avec ce caractère que quand il existe déjà des lésions tuberculeuses dans d'autres organes ; si l'on a négligé de s'assurer de l'état des garde-robes, l'examen de ces organes et la connaissance des antécédents héréditaires suffisent pour établir le diagnostic différentiel.

La période d'état ou d'excitation est caractérisée par une fièvre spéciale, par la céphalalgie, les vomissements, la constipation, puis par des mouvements convulsifs alternant avec des accès de somnolence, des contractures, le cri hydrocéphalique, le désordre de l'intelligence, enfin la torpeur, la contraction des pupilles, le strabisme, et un aspect particulier de la face. — Pour les vers, le début des manifestations est toujours brusque, l'état ne s'aggrave pas d'un jour sur l'autre, il est le même le premier jour comme le dernier, les crises apparaissent toujours subitement, il n'y a ni cri hydrocéphalique, ni désordre absolu de l'intelligence, les pupilles sont normales ou momentanément dilatées; l'accès passé, l'enfant reprend sa gaieté, sa physionomie habituelle; il n'y a ni fièvre, ou celle-ci n'a aucun caractère, ni vomissements, l'amaigrissement n'est jamais régulièrement progressif; enfin comme pierre de touche, il y a le traitement.

Avec la période ultime ou de dépression et les phénomènes vermineux, il n'y a plus le moindre point de ressemblance. Que les symptômes vermineux prennent d'emblée le type comateux, on ne peut plus penser à une méningite.

Ce que nous venons de dire pour la méningite nous dispense d'insister sur le diagnostic différentiel de la *fièvre typhoïde* et des *fièvres éruptives*. Pour toutes les maladies, l'erreur n'est tout au plus possible que dans la période prodromique, qui pour toutes, sauf les tuberculoses, varie de quelques jours à deux semaines, rarement plus. Pour la fièvre typhoïde, cette période est souvent douteuse elle-même et susceptible d'être confondue avec l'entérite ou avec celle des autres fièvres éruptives. Quoi qu'il en soit, l'absence de fièvre, de céphalalgie, de vomissements, la physionomie spéciale des phénomènes vermineux mettront bientôt sur la voie du diagnostic.

Convulsions. — Elles peuvent revêtir la forme

typique, se présenter avec les mêmes caractères que les convulsions essentielles et symptomatiques ; il n'y a donc aucun signe distinctif pour l'attaque proprement dite. Le diagnostic différentiel ne pourrait donc se faire qu'avec les diverses espèces de convulsions sympathiques (dentition, pleurésie, pneumonie, coqueluche, etc.), puis avec les maladies dont les autres convulsions (convulsions symptomatiques) sont les manifestations: épilepsie, chorée au début, affections de l'encéphale, tuberculose. — Disons à propos des convulsions vermineuses que quelques-unes par la persistance de l'état éclamptique et la non intervention ou l'intervention tardive du médecin se sont terminées par la mort.

Diagnostic des phénomènes vermineux avec les accidents de la première dentition. — Le plus souvent nuls ou à peine appréciables, ces accidents ont aussi passé pendant longtemps comme l'origine des maladies de l'enfance.

Il y a dans les symptômes dus aux vers et ceux de de la première dentition une certaine corrélation: les uns et les autres manquent souvent, quand ils existent ils se traduisent plus par des phénomènes dits sympathiques que par des phénomènes locaux, leur caractère habituel est d'être irrégulier dans l'apparition, la disparition, la marche de leurs manifestations ; les uns et les autres consistent dans des flux intestinaux, dans la salivation, la perversion de l'appétit, dans l'amaigrissement, dans l'irascibilité, l'agitation, les cris et pleurs, l'irrégularité du pouls et enfin, mais très-rarement et quand l'enfant est frappé de prédisposition héréditaire, dans des troubles cérébraux : éclampsie, paralysie essentielle, strabisme, etc.

Mais dans les accidents de la première dentition il y a un état inflammatoire (fluxion gingivale) qui, étant donnée la susceptibilité des organes du petit être, retentit sur toute l'économie, état qui n'existe pas pour l'intestin contenant des vers, ceux-ci recouverts constamment de mucus intestinal n'ayant aucune action sur la muqueuse et ne pouvant déterminer d'inflammation. Dans les accidents confirmés de la première dentition, il y a de la fièvre comme dans toute affection inflammatoire, cette fièvre augmente le soir et peut se montrer faible ou nulle dans le jour, mais elle n'en existe pas moins comme fièvre de maladie, qu'elle soit continue ou à période ; or, il n'y a jamais de fièvre réglée dans les phénomènes des vers.

Ce qui domine dans la première dentition, outre les phénomènes de la gencive, de la bouche, des joues, ce sont les vomissements, or c'est l'exception pour les vers. On remarque aussi avec l'évolution dentaire certaines éruptions cutanées, de là toux, des stomatites, etc., tous ces caractères et la plus grande fréquence des phénomènes sympathiques serviront à faire différencier ces accidents de ceux des vers.

Les vers, se rencontrant chez des enfants qui font des dents, compliquent-ils, accentuent-ils, provoquent-ils les accidents ? Si l'enfant est sain, et si les vers n'ont pas, avant l'apparition de la dent, causé des accidents à eux propres, pourquoi l'admettre? Avec les données précédentes, ou pourra toujours démêler ce qui appartient aux vers.

Diagnostic avec les accidents du sevrage. — Le sevrage, disent les auteurs, est plus puissant que la première dentition à causer des accidents, qu'explique un brusque changement d'alimentation, etc. Pour nous, le sevrage comme cause de maladie n'est pas plus à redouter que ne l'est la première dentition ou que ne le sont les deux combinés ensemble ; car s'il faut tenir compte de « l'activité du travail physiologique qui met l'enfant dans un état notable de susceptibilité maladive » (Rilliet et Barthez), on ne doit pas oublier non plus qu'il y a équilibre entre cette activité et les forces vitales de l'enfant ; cette activité est proportionnée aux forces de l'enfant, à l'état fonctionnel de ses organes.

Ce qui détermine de la maladie chez l'enfant réside tout entier dans les conditions défavorables de vitalité qu'il apporte en naissant, dans les germes morbifiques par voie d'hérédité qu'il possède, associés à de mauvaises conditions de milieu, c'est-à-dire à une mauvaise hygiène, à une alimentation défectueuse (et même pour des enfants très-vigoureux et sains trop souvent cette dernière cause à elle seule ; alimentation artificielle, lait et pâtée, eau et farine merveilleuse, lait et haricots, lait, vin, café, viande et pommes de terre à des enfants de quelques mois !) Un sevrage trop hâtif, une alimentation mal dirigée, une habitation mal aérée, humide, la malpropreté, l'insuffisance de séjour au grand air auront sur l'existence de l'enfant une influence incontestable à ce moment-là pour lui faire contracter de la maladie ; mais cette influence sera bien plus marquée, à incurie égale des parents, chez l'enfant prédisposé que chez l'enfant sain : pour ce dernier si ces conditions viennent à cesser il n'aura jamais à s'en ressentir, pour l'autre le sevrage est souvent l'occasion de l'évolution de la maladie en germe et son existence peut même être compromise.

Toutes les maladies qu'on a signalé comme propres au sevrage peuvent atteindre l'enfant mal soigné : maladies de l'appareil digestif (aphtes, stomatites, diarrhée, entérites aiguës et chroniques, invagination) ; gourmes, affections convulsives diverses, essentielles ou sympathiques, la méningite simple, les catarrhes laryngés, trachéaux, bronchiques, la broncho-pneumonie, le rachitisme, et, quoique rare avant l'âge de deux ans, la tuberculose. — Les vers sont peu fréquents à cette époque de la vie, ce serait nous répéter sans cesse que de chercher à distinguer ces affections des symptômes vermineux.

Diagnostic avec les affections de la première enfance. — Les affections communes aux âges de deux à sept ans, c'est-à-dire aux âges compris entre la première dentition et le commencement de la deuxième, sont les suivantes : Les stomatites, l'angine couenneuse, la laryngite spasmodique, le croup, la coqueluche, la tuberculisation, les fièvres éruptives, rougeole, variole, scarlatine et la fièvre typhoïde, mais celle-ci avec une fréquence bien moindre que dans la deuxième enfance.

Nous n'avons pas à nous occuper des affections du côté de la gorge et des poumons, les vers n'affectant pas cette forme de manifestations, sauf cependant le cas où des vers se trouveraient accidentellement dans la gorge, comme nous le verrons plus loin, et quelques phénomènes se traduisant parfois par une toux spasmodique, convulsive, mais ces phénomènes n'ont aucun des caractères de l'affection qui la détermine habituellement et la clairvoyance du médecin en aura bientôt raison. Quant au diagnostic différentiel avec les autres affections, il a été fait ; rappelons que les fièvres éruptives ne peuvent avoir une influence sur la multiplicité des vers dans l'économie.

D'après les observations que nous possédons, les vers, rares avant l'âge de deux ans, seraient d'une égale fréquence dans la première et dans la seconde enfance ; cependant on peut dire d'une manière générale que les symptômes vermineux dans la première enfance sont plus accentués, plus souvent convulsifs et cérébraux; sans doute en raison du plus grand nombre des affections cérébrales à cette époque de la vie, en raison de la susceptibilité plus grande des organes digestifs, de l'activité de la circulation artérielle, du développement et de l'impressionnabilité des centres nerveux.

Accidents de la deuxième dentition ; affections de la deuxième enfance. — Les accidents de la deuxième dentition sont bien plus rares que ceux de la première, ils sont plus souvent locaux (névralgies faciales), quelquefois on observe de la toux de coqueluche, rarement des diarrhées. — Pas de diagnostic particulier avec les phénomènes vermineux.

La seconde enfance est comprise entre les âges de 7 à 12, 13 ans pour les filles, de 7 à 14, 15 ans pour les garçons, c'est-à-dire du commencement de la deuxième dentition à l'époque de la puberté (développement des organes génitaux, apparition des premières règles chez la fille, apparition des spermatozoïdes chez le garçon). Les affections de la deuxième enfance les plus fréquents sont : la pneumonie lobaire, le rhumatisme, la pleurésie, la péricardite, les inflammations primitives du tube digestif, la méningite simple, la chorée, la fièvre typhoïde. Nous n'avons ici rien à ajouter de plus à ce que nous avons dit dans l'énumération des maladies ayant quelques rapports avec nos symptômes vermineux.

LÉSIONS ANATOMIQUES, ACCIDENTS LOCAUX; VERS MIGRATEURS.

Indépendamment des symptômes que nous venons de mentionner, les lombrics produiraient, d'après les auteurs, des accidents variés, résultant de l'action mécanique qu'ils exercent sur les parties avec lesquelles ils sont en contact. Ces accidents sont de deux ordres suivant 1° qu'ils se produisent dans le canal intestinal, ou 2° dans d'autres parties du corps occupées anormalement par les vers.

1° *Accidents résultant de l'action mécanique exercée par les lombrics sur le canal intestinal.*

Les accidents que les lombrics pourraient produire seraient, outre l'inflammation de la membrane muqueuse de l'intestin, ceux de l'occlusion, de l'invagination, de l'étranglement interne, enfin ceux de la perforation des parois (hémorrhagies, peritonite, abcès, fistules). Or, nous allons voir que la plupart de ces accidents attribués aux vers ne leur sont pas imputables et que tous les autres sont contestés, « les observations qui y ont donné lieu ne supportant pas, dit M. Davaine (page 98, art. lombrics, dict. encyclop. des sciences médic.), un examen sérieux. »

Question de la perforation des parois intestinales. — Les vers peuvent-ils à l'aide de leurs trois tubercules perforer les parois de l'intestin, comme l'ont cru la plupart des auteurs, notamment Spigel et Andry et pour ne parler que des Français, Lieutaud, Lassus, Noverre, Chailly, Mérat, Sedillot d'Avrigni, Bégin (1) ?

Presque tous les médecins se rallient aujourd'hui à l'opinion exclusive de M. Davaine qui refuse aux lombrics la possibilité de perforer les parois saines, de les dilacérer, de les ulcérer pour les perforer.

Pour M. Davaine, le ver ne peut pas perforer les parois 1° parce que sa tête n'est pas armée pour cela, « les denticules dont sont pourvues les valves de sa bouche étant situées en dedans de la marge de ces valves ne peuvent s'exercer sur un objet situé en avant, mais seulement sur les objets introduits dans l'orifice buccal », 2° parce que les mouvements des lombrics, quelque énergiques qu'ils soient, sont insuffisants pour entamer, érailler la muqueuse, leurs seuls mouvements étant des mouvements d'inflexion et de redressement alternatifs analogues à ceux du serpent et non pas, comme l'ont prétendu de Blainville puis Mondière, des mouvements en vrille analogues à ceux

1. Lieutand, *Recueil périodique*, t. 60, p. 185. — Lassus, *Patholog. chirurg.*, Paris, 1809. — Noverre, *Journal des progrès et des constitutions médicales*, 1834, t. I, p. 382. — Chailly, *Revue médic.*, 1837, t. 2, p. 450. — Sedillot d'Avrigni, *Recueil périodique*, t. 60, p. 185. — Bégin, Art. fistule. *Dict. de méd. et de chir. pratiq.* — Mérat, *Dict. des sc. médic.*, t. 57, p. 217.

du ver de terre, qui leur permettraient de s'insinuer entre les fibres des parois en les écartant.

Tout ver pénétrant dans le péritoine détermine une péritonite rapidement mortelle, or dans les quinze observations de vers trouvés dans la cavité péritonéale, les seules sans doute publiées jusqu'à ce jour, que M. Davaine a pu rassembler, cinq seulement mentionnaient la péritonite. « Pour les dix autres cas les vers étaient donc arrivés dans cette cavité après la mort du malade, lorsque, chassés par le refroidissement du cadavre, ils s'agitent et cherchent à s'éloigner d'un organe qui ne leur offre plus les conditions normales de leur existence » ; l'ouverture permettant leur passage devait préexister à la mort du sujet atteint. — Sur les 12 cas relatifs à des enfants, la perforation a eu lieu 4 fois à l'estomac, 2 fois à l'appendice cœcal, 6 fois seulement à l'intestin grêle, siége naturel des lombrics ; dans six cas sur les 7 cas sans péritonite la maladie dont était atteint l'enfant pouvait expliquer la perforation sans intervention du ver.

Pour M. Davaine, les abcès contenant des lombrics et qui s'ouvrent à l'extérieur, loin d'infirmer sa manière de voir, la corroborent : sur 47 cas que cite M. Davaine, dans lesquels les lombrics avaient traversé les parois abdominales, la perforation se fit 21 fois à l'aine dont une fois seulement sur un enfant de 14 ans, les 20 autres cas se rapportant à des hommes, 19 fois à l'ombilic dont 18 sur des enfants et 7 fois dans d'autres régions ; or l'aine étant le lieu d'élection des hernies des adultes, l'ombilic celui des hernies des enfants, la perforation des parois abdominales doit être attribuée aux hernies et non aux vers.

M. Davaine s'appuie sur l'autorité de Rudolphi, Bremser, Scoutetten, Cruveilhier, J. Cloquet, L. Dufour, partisans convaincus de la non perforation des parois par les vers. Entr'autres raisons invoquées par ces auteurs il y a celles-ci : à l'autopsie, on ne voit jamais les vers fixés aux parois intestinales ; dans des cas de perforation attribuée aux vers, les ouvertures étaient tellement larges que ni tœnias ni ascarides n'eussent pu les produire ; souvent les perforations ont été précédées d'une hernie ; dans des autopsies où les vers étaient en quantité considérable les parois étaient intactes, tandis que le plus souvent il y a peu de vers quand on constate des perforations ; les lombrics séjournant dans l'intestin grêle, le siége presque exclusif de la perforation devrait être cet intestin, or dans beaucoup de cas les perforations existaient dans d'autres parties du tube digestif ; si les vers sortent par l'ouverture qu'ils ont faite, pourquoi les voit-on sortir plusieurs successivement par le même trou ? (Rudolphi.)

Quant à la théorie de l'écartement des fibres représentée par Mondière (l'expérience, Paris 1838, t. 2 p. 65), elle repose sur la proposition suivante : les lombrics peuvent traverser les parois de l'intestin en s'insinuant entre les fibres, sans les détruire ; ces fibres n'étant seulement qu'écartées reprennent ensuite leur disposition anatomique normale. Nous venons de voir comment elle devait être jugée. Mondière a dit encore que la pression longtemps continuée d'un paquet de lombrics sur un même point de l'intestin peut amener l'inflammation, l'ulcération et enfin la perforation de la paroi ; mais rien ne prouve, dit M. Davaine, que des lombrics vivants puissent rester sans mouvement le temps nécessaire à ce résultat et les lombrics morts ne tardent pas à être évacués.

Cette question de la perforation des parois par les vers, qui a compté pour champions des hommes éminents et dont l'importance serait bien amoindrie si on n'avait égard qu'au nombre de faits de cette nature, se résume ainsi: Le ver en aucun cas ne peut traverser les parois saines du tube digestif, ne peut entamer la muqueuse de quelque manière que ce soit.

Le ver ne peut donc traverser les parois que par une ouverture préexistante (résultat d'une maladie, tuberculose, fièvre typhoïde, etc.), tout au plus peut-il par la pression de sa tête ou de son corps déterminer la perforation d'une paroi profondément ulcérée, amincie ou ramollie.

Hémorrhagie intestinale, occlusion, invagination, étranglement interne. — Les vers ne pouvant entamer la muqueuse intestinale ne déterminent jamais d'hémorrhagie ; les selles sanguinolentes n'appartiennent donc pas aux vers.

L'accumulation d'un grand nombre de vers dans

une portion de l'intestin produisant un arrêt dans le cours des matières peut bien donner quelquefois naissance à des signes d'ileus; mais en raison de l'extensibilité de l'intestin et de la facilité avec laquelle les matières filtrent à travers les pelotons de vers et passent entre ceux-ci et les parois, l'occlusion ne serait jamais complète, comme l'a démontré Rudolphi. Du reste, les accidents cèdent rapidement au remède et d'eux-mêmes. Les seules observations relatives à l'occlusion que nous possédions, celles de Requin et d'Halmagrand (1), ont été réfutées. — On peut cependant concevoir la possibilité de l'occlusion surtout pour un intestin malade, rétréci par des maladies antérieures.

Les vers ne peuvent pas plus être cause d'intussusception, d'invagination intestinale par suite des mouvements convulsifs des parois qu'ils détermineraient (Morgagni) (2), qu'ils ne sont cause d'étranglement interne, d'étranglement de hernies (Wedekind, G. Richter) (3), soit par leur agglomération, soit par un spasme possible de l'intestin ; Bremser et M. Davaine l'ont mis hors de doute.

1. Halmagrand, *Union médicale* 1856 ; entérite, étranglement interne et hémorrhagie intestinale mortelle chez un enfant de 6 ans, atteint d'ascarides.
Requin, *Eléments de pathologie générale*, Paris, 1852, t. 3. p. 214.

2. Morgagni *Lett. anat.* sur le siége et les causes des maladies, lett. 34, § 32, trad. franc. Paris, 1855, t. 2, p. 265.

3. Wedekind dans Richter, *Biblioth. de chirurg.*, t. 8, p. 79, et *Compendium de médecine*, t. 1, p. 337.
G. Richter. *Traité des hernies*, trad. franc. 1788, p. 55.

Inflammation intestinale, diarrhée, phénomènes locaux. — Pour l'inflammation de l'intestin la question se pose en ces termes : Peut-on admettre une entérite vermineuse, le ver peut-il déterminer de l'irritation inflammatoire et consécutivement de l'entérite ?

Nous répondrons non, parce que 1° le ver ne peut en aucun cas soit de sa tête, soit de son corps, érailler la membrane muqueuse ; 2° le ver a toujours été trouvé enveloppé de « mucus visqueux». Il est toujours enduit d'une couche de matières intestinales, il n'y a donc jamais contact immédiat du ver et de la muqueuse, l'intestin n'étant jamais à l'état sec ; à part ses mouvements plus prononcés et moins méthodiques, le ver n'agit sur la muqueuse pas autrement que ne le font ces matières et si celles-ci sont altérées par maladies, le ver qui en est recouvert enflammera comme elles la muqueuse ; 3° le ver n'a jamais été trouvé fixé aux parois intestinales, et M. Davaine répondant à la 2e proposition de Mondière refuse à des vers, fussent-ils pelotonnés, la possibilité de rester suffisamment de temps sans mouvements pour enflammer la muqueuse ; 4° aucunes autopsies, même celles dans lesquelles on comptait les vers par centaines, ne constatent de lésions anatomiques de la muqueuse et il arrive journellement qu'on rencontre des vers dans l'intestin du cadavre. — MM. Rilliet et Barthez ont bien dit que dans quelques cas ils avaient rencontré la muqueuse finement injectée et comme atteinte d'entérite érytémateuse, mais c'étaient là les seules lésions ; il y a bien aussi l'observation de Tonné (1), mais cette entérite se rapporte-t-elle bien aux vers ? l'enfant présentait également de la gangrène du poumon. Ce seraient tout au plus les seules observations connues et on n'établit pas une règle sur des exceptions ; rien n'est absolu en médecine et on doit s'estimer heureux quand on peut établir un principe sur des faits qui n'ont comporté depuis des siècles que quelques exceptions. Du reste, on sait combien est délicate l'appréciation de l'anatomo-pathologiste en matière d'inflammation légère d'une muqueuse intestinale.

Pour nous, le ver ne peut causer aucune inflammation ; les coliques, les diarrhées, les selles glaireuses ne sont produites elles aussi que par action réflexe, sans modifications bien appréciables de la paroi intestinale, par agacement, irritation des ramuscules périphériques du grand sympathique. Ce sont les mouvements des vers qui déterminent cette irritation nerveuse, mais ces mouvements sont insuffisants pour produire de l'irritation inflammatoire.

Tumeurs vermineuses. — On a rencontré fortuitement des lombrics dans des tumeurs venant faire

1. Tonné. *Bulletin Soc. anatom.*, t. XIX, p. 265, 1844.—Entérite pseudo-membraneuse chez une fille d'un an, atteinte de vers.

saillie à l'extérieur à travers les parois abdominales, leur siége habituel était celui des hernies chez les enfants, l'ombilic ; quelques-unes ont été signalées dans un point quelconque de l'abdomen, au bas ventre, le long de la ligne blanche, aux régions inguinales et sacrées.

Ces tumeurs peuvent se montrer tantôt en communication avec l'intestin et c'est le cas le plus fréquent, surtout pour celles de l'ombilic ; ouvertes, soit spontanément soit par l'instrument, elles donnent passage à du pus, à des matières intestinales et à des vers qui sortent à la fois, ou les uns après les autres ; ceux-ci expulsés, la plaie peut se fermer et la guérison ne se fait pas attendre ou rester ouverte et avoir le sort des fistules intestinales, l'anus contre nature. Tantôt on ne peut trouver de communication avec l'intestin ; ces tumeurs se comportent alors comme des abcès ordinaires : il en sort du pus, des vers, mais pas de matières stercorales et la guérison est rapide. C'est sur cette variété de tumeurs que Mondière appuyait sa théorie de l'écartement des fibres. — Avant leur ouverture, ces tumeurs révèleraient la présence des vers par une crépitation spéciale que déterminerait la main appliquée sur elles, le malade y percevrait une sensation de frémissement, de picotement. Des vers sont quelquefois sortis par une fistule intestinale déjà ancienne.

Les lombrics ne pouvant perforer les parois, on explique la formation de ces tumeurs en admettant qu'elles sont le résultat de l'inflammation d'un sac herniaire, de l'étranglement d'une hernie, ou consécutives à quelques lésions de l'intestin (inflammation, ulcération, gangrène), — des adhérences, par suite de péritonite partielle, ayant prévenu l'épanchement des matières intestinales dans les cavités avoisinantes.

Le traitement est celui des abcès des parois et des fistules; on veillera à ce qu'il ne reste plus de vers dans l'intestin, leur sortie successive par la fistule retardant la guérison.

En résumé, *il faut nier et ne plus mentionner d'accidents dus aux vers sur les parois intestinales, déclarer les vers incapables de provoquer l'hémorrhagie, l'occlusion, l'inflammation de la muqueuse intestinale, et d'agir même comme corps étrangers dans les accidents dits locaux. Les phénomènes locaux* (diarrhées, selles glaireuses, etc.), *ne sont eux-mêmes que des phénomènes sympathiques par action réflexe.*

2° *Accidents causés par les lombrics sortis de leur séjour naturel.*

Qu'ils y aient été portés par les contractions de l'intestin ou qu'ils s'y soient engagés d'eux-mêmes par leurs propres mouvements, des lombrics ont été rencontrés dans presque tous les organes de l'enfant : voies digestives, aériennes, biliaires, urinaires. Leur migration se fait toujours, comme nous l'avons dit, par une ouverture préexistante, qu'elle soit naturelle ou accidentelle, et peut avoir lieu même après la mort du sujet atteint, les lombrics lui survivant encore plusieurs heures.

Voies digestives. — Arrivé dans le gros intestin, le lombric ne tarde pas à être évacué ; c'est là la voie presque exclusive qu'il prend pour débarrasser l'économie.

Dans l'estomac, son séjour est également court, chassé qu'il sera par les vomissements ; sa présence y est généralement révélée par quelques phénomènes sympathiques (angoisse stomacale, etc.), qui du reste provoqueront le vomissement.

Il ne doit rester que peu de temps dans l'œsophage ; entraîné par les efforts du vomissement, il est promptement rejeté par la bouche. On ne connaît pas d'autres accidents causés par sa présence que celui de Tonnelé (1) : un paquet de lombrics arrêté dans l'œsophage d'un enfant comprimait la trachée au point d'avoir mis sa vie en danger, et les deux cas de Lepelletier (2) relatifs à des vers qui auraient chez une enfant de douze ans traversé l'œsophage pour se répandre dans la région correspondante du rachis, et qui chez un enfant de six ans se seraient logés dans le lobe moyen du poumon, la perforation de l'œsophage communiquant avec le poumon par l'intermédiaire d'un ganglion bronchique tuberculeux ; ces deux cas ne peuvent être admis qu'autant que les ouvertures auront préexisté au passage des vers.

Le lombric ne peut séjourner dans le pharynx, le patient le retirerait avec ses doigts s'il n'était pas rejeté par ses efforts.

Les vers sortent quelquefois par les narines quand les efforts du vomissement ont été très-violents, comme on l'observe tous les jours pour les aliments vomis. On en voit parfois sortir des narines du cadavre, ce qui vient à l'appui de leur déplacement *post mortem*. Brera, Bremser ont avancé qu'ils pouvaient séjourner un certain temps dans les fosses nasales du vivant et déterminer des céphalalgies et des phénomènes cérébraux (?). Pourraient-ils s'engager dans la

1. Tonnelé. *Journ. hebd.*, 1829, t. IV, p 289.
2. Lepelletier. *Journ. hebd.*, 1831, t. IV, p. 36.

trompe d'Eustache, comme le rapporte Winslow pour une petite fille de trois ans dont il fit l'autopsie : une des extrémités du ver était dans le pharynx, l'autre entre les osselets de l'ouïe ; dans les voies lacrymales, cas de J. Rodriguez et d'Andry, enfants de trois et de six mois chez lesquels un lombric sortit du grand angle de l'œil ?

Voies aériennes. — Il est très-rare que les vers puissent s'engager dans le larynx et la trachée pendant la vie de l'enfant. Cependant M. Davaine en rapporte huit cas chez des enfants de quatre à dix ans, « une seule fois la guérison a eu lieu par l'expulsion du ver dans un accès de toux ; la mort dans les autres cas est arrivée après un espace de temps qui a varié de quelques heures à trois jours ». Ou le ver reste dans le larynx et à moins qu'il ne soit extrait par le chirurgien ou expulsé par les efforts du malade la mort est rapide, ou le ver s'engage dans la trachée et les bronches et la mort arrive quelques heures ou quelques jours après l'accident.

La soudaineté des accès de toux et de suffocation au milieu de la santé chez un enfant qui a des vers, fera distinguer ces accidents d'affections à symptômes analogues, croup, œdème de la glotte ; quant aux corps étrangers dans les voies respiratoires, les renseignements recueillis près de l'entourage, et, comme pour tous ces cas, l'exploration laryngoscopique éclaireront le diagnostic. — Si les vomitifs n'avaient pas suffi pour expulser les vers, on aurait recours à la trachéotomie.

Voies pancréatiques. — Dans les voies pancréatiques les quatre observations que l'on possède ne concernent pas l'enfance.

Voies biliaires. — L'existence de lombrics dans les voies biliaires de l'enfant est un accident excessivement rare, les causes qui expliquent leur présence chez l'homme (calculs biliaires, kystes hydatiques, toutes affections qui agissent par la dilatation des canaux) ne se rencontrant qu'exceptionnellement chez l'enfant.

Le ver une fois engagé dans le canal cholédoque peut y séjourner ou bien s'introduire dans le canal cystique et tomber dans la vésicule ; il peut aussi s'engager dans les canaux biliaires plus ou moins dilatés, le foie n'étant pas altéré, ou par des conduits rompus dans le tissu du foie, dans des abcès, dans un kyste hydatique ; M. Davaine a démontré la possibilité de ces différents séjours, avec observations à l'appui.

Les accidents que les vers occasionnent en pareil cas sont ceux des corps étrangers, l'occlusion plus ou moins complète des voies biliaires, par suite le ralentissement du cours de la bile, la stase biliaire, la rétention complète de la bile et enfin la dilatation des conduits pouvant aller jusqu'à leur rupture.

Profondément enfouis dans les canalicules biliaires ou dans le parenchyme hépatique, les vers détermineront l'inflammation et finalement la suppuration de l'organe ; le pus s'écoulera par les conduits biliaires encore perméables ou se formera en foyers ; ces collections purulentes, le plus souvent multiples, communiquant fréquemment entre elles, peuvent rester en kyster ou finir par s'ouvrir dans la plèvre, dans le poumon ou bien se faire jour au dehors, à l'épigastre, à l'hypochondre droit. La tumeur ouverte, les lombrics apparaissent dans le pus au grand étonnement du chirurgien qui ne les soupçonnait pas.

Ces migrations dont le diagnostic est absolument obscur sont heureusement exceptionnelles chez l'enfant, elles n'ont aucuns symptômes propres, l'affection du foie (congestion du foie, catarrhe des voies biliaires, ictère catarrhal, hépatite suppurée, etc.), se présentant dans tous les cas avec ses signes habituels.

L'introduction d'un lombric dans les voies biliaires est donc toujours un accident grave, il est peu probable que le ver ressorte une fois entré, à moins cependant qu'il soit encore dans le canal cholédoque ou dans la vésicule, son expulsion ayant vraisemblablement lieu comme celle des calculs biliaires.

Voies urinaires. — On a quelques observations de vers rendus par le canal de l'urèthre, mais toutes sont relatives à des enfants qui avaient une communication du tube intestinal avec la vessie (fistules recto-vésicale, cœco-vésicale).

En résumé, *le lombric migrateur ne joue le rôle chirurgical de corps étranger pour les parois avec lesquelles il est en contact, dans les accidents de ces parois*, que dans *les voies biliaires et respiratoires*, — de tous les accidents attribués aux vers ceux les plus rares; *dans les voies digestives, que le ver soit ou non migrateur, il ne prend part à aucun accident et ne peut déterminer que des phénomènes sympathiques par action réflexe.*

Pronostic. — Le pronostic est toujours favorable, le moyen de faire disparaître complétement et immédiatement les phénomènes vermineux étant toujours à notre disposition. Cependant, chez un enfant prédisposé héréditairement, l'apparition répétée des phénomènes réflexes peut établir l'affection en germe, laquelle, sans cette circonstance, n'aurait peut-être jamais évolué.—Nous avons dit ailleurs que par son intensité, sa durée, une convulsion pouvait devenir asphyxique et tuer, mais nous ajoutons que le médecin a toujours le temps de prévenir l'issue fatale ; nous possédons quelques observations d'accidents toujours très-graves et quelquefois rapidement mortels dus à des vers migrateurs dans le larynx, la trachée et le foie, ces accidents sont tellement exceptionnels qu'ils ne peuvent influer sur le pronostic, mais il ne faut pas les perdre de vue pour persuader que dans tous les cas on doit débarrasser l'économie des vers.

Traitement. — De tous les vermifuges, la *santonine* est celui qui est le plus employé et réputé le plus efficace ; on la donne, suivant les âges, à la dose de 5 à 40 centigrammes par jour, pendant plusieurs jours, à la suite desquels on administre souvent un léger purgatif. M. Bouchut prescrit 5 centigr. à un enfant de deux ans et augmente de 5 centigr. par chaque année. La santonine se prend pure ou dans l'huile de ricin ou encore unie à la scammonée, au jalap ou au calomel ; on en fait des biscuits, des pastilles.

Le semen-contra, la mousse de corse, le calomel, l'absinthe marine, la tanaisie, la santoline, l'ail... le Kamala, etc. jouissent aussi de véritables propriétés anthelminthiques.

Prophylaxie. — Pour que les enfants ne soient jamais atteints de vers, que les parents se pénètrent bien de la cause déterminante et aussi des causes prédisposantes ; que les mères surveillent constamment leurs enfants et les entourent de soins intelligents, qu'elles sachent bien qu'elles peuvent en tout temps prévenir l'apparition des vers chez leurs enfants et ne doivent s'en prendre qu'à elles-mêmes si ceux-ci en présentent.

Toute la prophylaxie est contenue dans ces quelques mots : *Usage exclusif d'eau filtrée*, dans les boissons et pour la préparation, le lavage des aliments, surtout pour ceux qu'on mange crus, et *bonne hygiène* (soins de propreté, habitude des fosses d'aisances, etc.).

OXYURE VERMICULAIRE.

Oxyuris vermicularis, Bremser (ascaris vermicularis, Linné. vulgairement ascaride). — Genre oxyuris, établi en 1819 par Bremser; ordre des Nématodes.

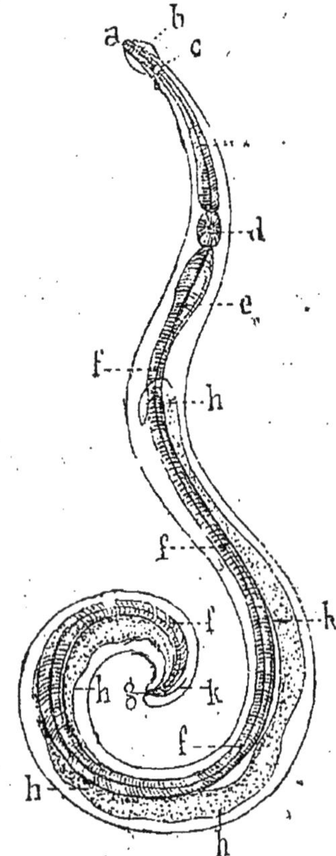

Fig. 7. — *Oxyure vermiculaire mâle* (d'après Leukart). — *a* Bouche. *b* Ailes latérales. *c* Centre nerveux. *d* Renflement œsophagien. *e* Partie antérieure stomacale du tube digestif. *f*, *f*, *f* Tube digestif. *g* Orifice anal. *h*, *h*, *h* Organe mâle. *k* Spicule.

L'oxyure vermiculaire, connu de toute antiquité (Hippocrate, Aristote), comme le ténia et le lombric, est un des plus petits vers de l'enfant, sa grosseur est celle d'un fil, sa longueur est de 2 à 3 millimètres pour les mâles et peut atteindre 10 millimètres pour les femelles ; les mâles sont très-rares, ils sont contournés sur eux-mêmes en spirale à leur extrémité caudale; les femelles ont le corps droit et atténuées en pointe. La tête de ces vers présente des appendices ailés qui lui donnent l'apparence d'un renflement obtus. La bouche porte trois petites nodules et le tube digestif droit se termine à la partie postérieure par une ampoule rectale dans laquelle s'ouvre le canal déférent. La vulve est située au niveau du tiers antérieur du corps. Les œufs dont la coque est lisse sont remarquables par l'aplatissement d'un des côtés, ce qui permet de les distinguer de ceux de toute autre espèce. Leur longueur est de $0^m,053$, leur largeur de $0^m,028$.

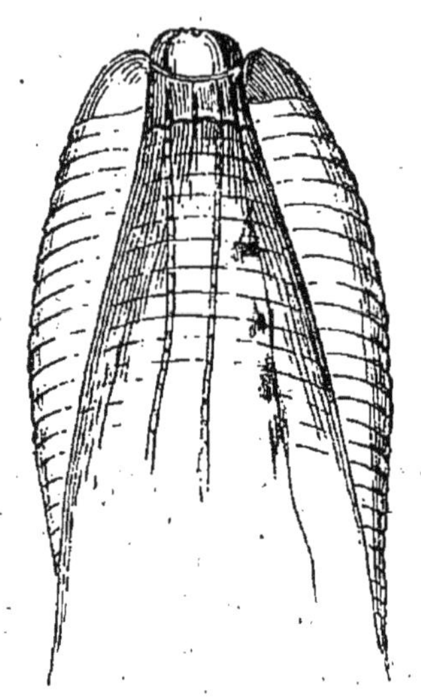

Fig. 8. — *Oxyure vermiculaire.* — Extrémité antérieure (d'après Cobbold).

Ce ver comme le lombric naît donc d'un œuf, mais nous ignorons si cet œuf se développe sur place ou au dehors, à la surface de la terre, et dans ce cas s'il y subit des migrations et par quelle voie il nous retourne, en un mot le mode de développement et de propagation de ce ver nous est encore inconnu. On tend à admettre cependant que l'œuf n'a pas besoin de quitter son lieu natal, le gros intestin, pour donner l'embryon et pour que celui-ci devienne oxyure à son tour; et il se peut aussi que ces vers aient deux modes de propagation : celui dont nous venons de parler et celui de la réintroduction dans l'économie de leurs œufs mélangés à nos boissons ou à nos aliments.

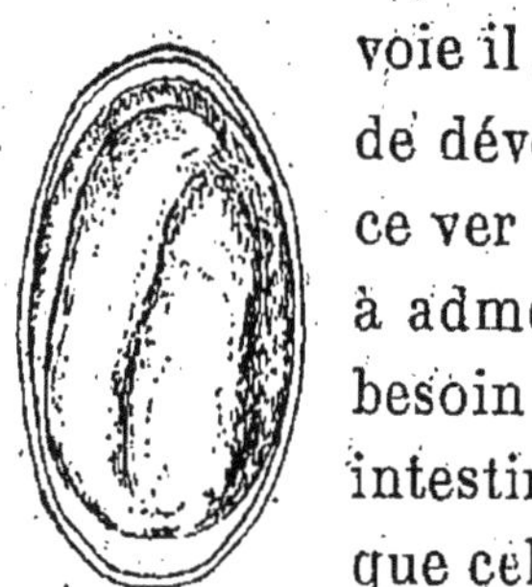

Fig. 9. *Oxyure vermiculaire.* —Œuf (d'après Leuckart).

Les oxyures se rencontrant fréquemment à l'anus,

dans les plis de la marge et se répandant parfois d'eux-mêmes au dehors, des observateurs ont avancé qu'on pourrait en être atteint par le contact (3e mode possible de propagation), soit en mettant des vêtements du sujet contaminé, soit en partageant le même lit. Cette manière de voir est très-vraisemblable, ces vers ont en effet leur plus grande activité de mouvements le soir, à l'heure où l'enfant est généralement couché.

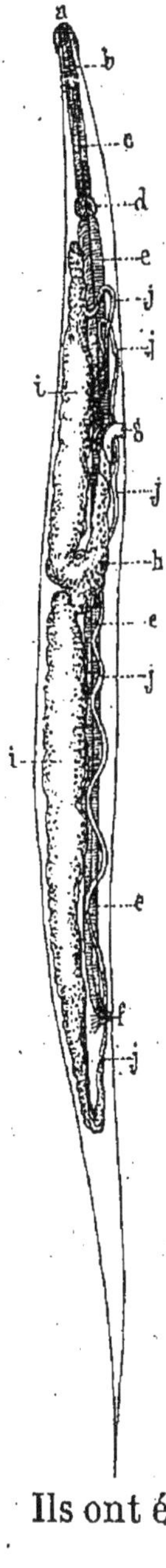

Les oxyures ont pour séjour normal le gros intestin, mais principalement la partie inférieure de ce canal et le rectum.

Les oxyures sont encore l'apanage presque exclusif de l'enfance. La plupart des enfants en sont atteints. Leur nombre est considérable sur le même sujet et ils sont quelquefois agglomérés en masse volumineuse ; ils se reproduisent très-rapidement, aussi les voit-on réapparaître en grand nombre quelques jours après leur évacuation par le médicament, si, comme il arrive fréquemment, ils n'ont pas été tous expulsés ; c'est ainsi que des enfants en conservent pendant des années.

Fig. 10. — *Oxyure vermiculaire femelle adulte* (d'après Leukart). — *a* Bouche. *b* Ganglion nerveux. *c* Œsophage. *d* Bulbe œsophagien. *e, e, e* Tube digestif. *f* Anus. *i* Vulve. *h* Matrice. *i, i* Oviducte. *j, j* Ovaires.

Ils ont été observés dans tout les pays et sous toutes

les latitudes ; ils manifesteraient plus vivement leur présence à l'automne et au printemps, d'où on les a dit plus communs à ces deux saisons.

L'influence de la constitution, du tempérament, du régime, les causes favorisant leur développement sont encore à être connues.

Symptômes. — *Vers considérés comme cause de maladies.* — Faisant défaut dans la majorité des cas, les symptômes qui dénoncent la présence des oxyures sont peut-être plus fréquents que ceux d'aucun autre ver, et sont relativement plus caractéristiques. Ce sont des douleurs sourdes ou lancinantes dans le gros intestin, dans le rectum et à l'anus, un ténesme rectal s'étendant souvent aux voies urinaires, mais surtout une démangeaison vive, fatigante, parfois intolérable à l'anus, souffrance qui augmente dans les heures avancées de la soirée, peut persister la nuit et même empêcher le sommeil.

On a dit que la chaleur du lit était la cause de l'exacerbation vespérale du prurit ; on a donné pour raison que les vers qui s'agitent avec une grande énergie dans des fèces fraîchement rendues, perdaient la vivacité de leurs mouvements ondulés et saccadés au fur et à mesure que ces matières se refroidissaient ; Lallemand l'expliquait par le retour périodique des phénomènes digestifs ; mais la douleur n'atteint ce degré que rarement le jour ; les heures de repas ne sont pas les mêmes pour tous, et les malades en souffrent tous le soir.

Par suite de l'insuffisance de sommeil et de la persistance de ces démangeaisons, l'enfant maigrit, ses traits sont altérés, son caractère devient maussade, irascible.

Cette régularité dans le retour de la douleur pourrait faire croire à une affection intermittente, comme le rapporte Cruveilhier (1). L'inspection de la région anale, celle des matières fécales dissiperont vite les doutes, car il est rare de ne pas voir quelques vers dans les plis du sphincter ou dans le voisinage, et les selles en contiennent le plus souvent; du reste, l'administration d'un vermifuge, un lavement froid ou d'eau sucrée (Debout, Brouardel) les feront invariablement apparaître dans les garde-robes.

La présence de ces vers dans le rectum ne cause généralement aucune modification de la membrane muqueuse, mais quand les vers sont très-nombreux, que la démangeaison est très-vive, que le sujet atteint s'est frotté le siége, s'est gratté immodérément (la dilatation du sphincter par suite du passage réitéré du doigt de l'enfant aurait même été observée), la muqueuse peut s'enflammer, se tuméfier, se ramollir et sécréter des mucosités épaisses et abondantes, elle présenterait même par places des ecchymoses, de petits points rouges qui, suivant Lallemand, sont dus comme la démangaison aux piqûres produites par la queue des oxyures. Là se bornent les lésions et il

(1) Cruveilhier, art. *Entozoaires*, p. 337.

n'a jamais été constaté que l'intestin pût être ulcéré.

Outre ces symptômes, on peut aussi rencontrer, mais à titre d'exception, les phénomènes sympathiques que nous avons signalés pour les lombrics (épilepsie, convulsions partielles, surdi-mutité et cécité temporaires, etc.), provoqués chez des sujets prédisposés par l'irritation rectale et l'intensité de la démangeaison ; mais les phénomènes qui se montrent le plus souvent et qui font en quelque sorte corps avec les manifestations habituelles de ces vers se produisent du côté des organes génito-urinaires, soit par action réflexe, soit que l'oxyure se porte sur ces parties — et sont l'origine de bien pernicieuses habitudes.

Les organes génitaux sont le siége de violentes démangaisons et quelquefois, si le ver y séjourne, d'inflammation plus ou moins étendue, d'écoulement leucorrhéique et même de véritables vaginites qui résistent à tout traitement et ne disparaissent qu'avec l'expulsion du ver. L'enfant satisfera au besoin de se gratter à chaque nouveau prurit, excitera, concurremment avec le ver, ces parties, les écorchera de ses ongles et finalement provoquera des érections dont la durée, dont la fréquence seront bientôt volontaires. Indépendamment de l'ébranlement du système nerveux et des troubles consécutifs dans l'organisme (1),

1. Docteur Elie Goubert. *Des agents perturbateurs du développement de la jeunesse*, au triple point de vue moral, physique et intellectuel, chapitre Onanisme, page 77. Paris, 1878.

la masturbation aura pour résultat de développer ces organes prématurément, de les déformer, les grandes et les petites lèvres présenteront un allongement quelquefois excessif dû aux attouchements, aux tiraillements exercés incessamment sur elles.

On a signalé aussi des pertes séminales involontaires, Lallemand (1) en a rapporté sept cas chez des sujets qui ont eu à en souffrir pendant quelques années et n'ont guéri que par l'expulsion des vers. Ces derniers accidents ne sont plus de notre cadre, l'enfance faisant place à la puberté (mais non encore à la nubilité) le jour où apparaissent chez le garçon les premiers spermatozoaires et la faculté de l'éjaculation proprement dite (14 à 15 ans) et chez la fille les premières menstrues, c'est-à-dire la première maturation et la chute d'un ovule (13 ans).

L'incontinence d'urine est le résultat de l'irritation des voies urinaires.

Oxyures erratiques. — Les oxyures ne seraient migrateurs que pour les parties avoisinant l'anus : ils ne gagneraient jamais l'estomac ni l'intestin grêle et conséquemment ne pourraient être rendus par les vomissements, comme l'ont avancé Brera et P. Franck. Nous venons de voir comment ces vers se comportent à la vulve et dans le vagin.

Il est douteux que les vers s'introduisent dans l'u-

1. Lallemand. *Des pertes séminales involontaires.* Paris, 1835-1845.

térus chez l'enfant, l'état du col ne le permettrait guère ; ou par le méat dans le canal de l'urèthre et la vessie, les observations citées à ce sujet ont été contestées (Andry, *loco citato*, t. I p. 123, fille de 7 ans, 4 vers dans le vase où l'enfant venait d'uriner; P. Franck, *Traité de médecine pratique*, traduction. Paris 1823, t. V, p. 347, 30 vers rendus avec l'urine par une fille de 7 ans) ; les vers dans ces cas provenaient vraisemblablement du vagin ou étaient des pseudhelminthes (larves d'insectes, de mouches).

Traitement. — Les lavements d'eau froide, pure ou additionnée d'un peu de vinaigre, les lavements à l'absinthe ou au sublimé, les lavements d'eau sucrée, les lavements d'huile, de gros sel (une cuillerée à bouche pour 250 grammes d'eau), des frictions avec de la pommade mercurielle, enfin les vermifuges,(santonine, calomel) et les purgatifs résument le traitement, auquel il faut parfois revenir à plusieurs reprises en raison de la difficulté de l'expulsion complète de ces petits vers.

Diagnostic différentiel. — Malgré le prurit, il n'y a encore dans les symptômes des oxyures aucun signe bien caractéristique et qui fasse sûrement reconnaître la présence de ces vers, aucun signe pathognomonique. Le prurit lui-même n'appartient pas seulement aux oxyures, on le rencontre pour les autres vers et comme manifestation nerveuse (hypéresthésie anale) chez des malades non atteints de vers. Ces symptômes qui sont essentiellement locaux ne peuvent tout au plus donner lieu à un diagnostic différentiel qu'avec des affections chirurgicales de cette région et celles-ci ne se rencontrent pour ainsi dire pas chez les enfants, sauf les affections accidentelles, comme celles dues à des corps étrangers, etc., dont la cause est toujours évidente, et exceptionnellement les hémorrhoïdes. Seule, la dyssenterie pourrait, par le ténesme, faire croire à un esprit superficiel qu'il s'agit de phénomènes vermineux; mais la dyssenterie est caractérisée par de la fièvre, par des douleurs abdominales vives et continues, par la sensation d'un corps étranger du rectum, par des efforts douloureux et stériles de défécation, de faux besoins, par des selles très-nombreuses et surtout spéciales : matière comparable à du frai de grenouilles, puis à des framboises écrasées et enfin à de la lavure de chair. Quant aux phénomènes généraux, sympathiques par action réflexe, ils n'ont pas plus avec les oxyures qu'avec les lombrics une physionomie particulière. La fugacité des symptômes, la rareté de l'appareil fébrile, etc., feront reconnaître leur cause.

Nous avons dit ailleurs que les vers ne peuvent en aucun cas être l'origine de maladie et ne pouvaient eux-mêmes en déterminer, et que le plus souvent on attribuait aux vers des manifestations morbides qui ne leur appartenaient pas ; or, avec les oxyures il se trouve qu'on ne leur attribue pas ce qui leur appartient, que dans des manifestations d'irritation se passant dans les organes génitaux on méconnaisse presque toujours la cause qui leur donne naissance et grand est l'étonnement de la mère qui a amené son enfant au médecin pour des flueurs blanches, quand celui-ci, après examen et exploration directe, lui présente le corps du délit, un oxyure.

Faut-il admettre, contrairement à ce que nous avons cherché à démontrer pour les ascarides, que les oxyures sont cause d'inflammation? Les conditions ne sont plus les mêmes, l'inflammation que le ver déterminerait dans l'intestin serait à l'abri de notre action, mais ici les manœuvres répétées qu'exerce l'enfant nous paraissent avoir une bien grande part à cette inflammation — qui ne se rencontre pour l'intestin qu'au rectum. Du reste, dans nombre de cas le ver n'est pas soupçonné, on sait en être atteint parce qu'on l'a vu dans les matières, il n'a causé aucune irritation, aucun prurit. Et puis, est-ce que ces vers piquent bien réellement la muqueuse de leur queue (?) et produisent de l'ecchymose, comme l'a dit Lallemand. Mais les ongles déchirent infiniment mieux et le frottement du doigt enflamme bien plus sûrement. Quoi qu'il en soit cette inflammation serait toujours d'ordre chirurgical et nous n'avons cherché à traiter la question qu'au point de vue du médecin, comme le titre de notre sujet l'indique.

TRICHOCEPHALUS DISPAR (Rudolphi).

De l'ordre des Nématodes.

Nous ne dirons que quelques mots de ce ver qui n'a jamais été signalé comme ayant déterminé dans l'espèce humaine des symptômes appréciables. — Félix Plater (bullet. soc. méd., n° 3, p. 59) est le seul qui ait cru devoir attribuer à ce ver des phénomènes cérébraux dont serait morte une enfant de 4 ans, à l'autopsie de laquelle il trouva une quantité considérable de tricocéphales.

Découvert en 1671 par Rœderer et Wagler (1), ce ver est long de 3 à 6 centimètres, son corps est filiforme dans sa partie antérieure et renflé à sa partie postérieure. Chez le mâle, cette partie postérieure est roulée en spirale et contient le pénis à son extrémité. La femelle, plus grande, a le corps simplement courbé, ses organes génitaux remplis d'œufs s'ouvrent à l'union de la partie renflée et de la partie filiforme. — Les œufs sont ovoïdes allongés et sont caractéristiques par la présence de deux renflements situés aux extrémités du grand axe.

Le mode de développement et de propagation ne

1. Rœderer et Wagler. *Tractatus de morbo mucoso*, trad. Paris 1855.

nous est pas bien connu, on pense qu'il est analogue à celui des lombrics.

Le trichocéphale habite le gros intestin surtout le

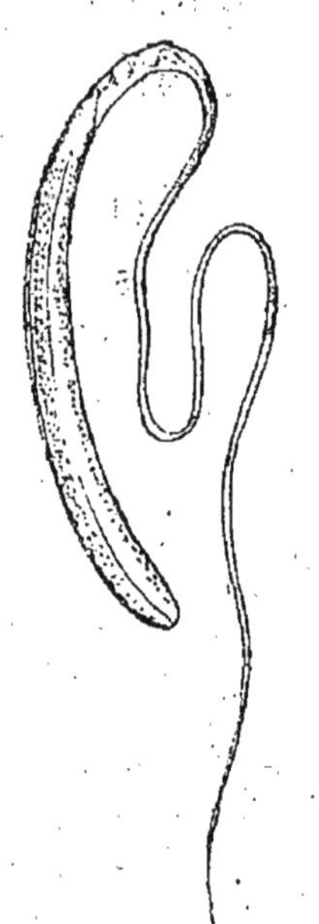

Fig. 11. — *Trichocephalus dispar* femelle.

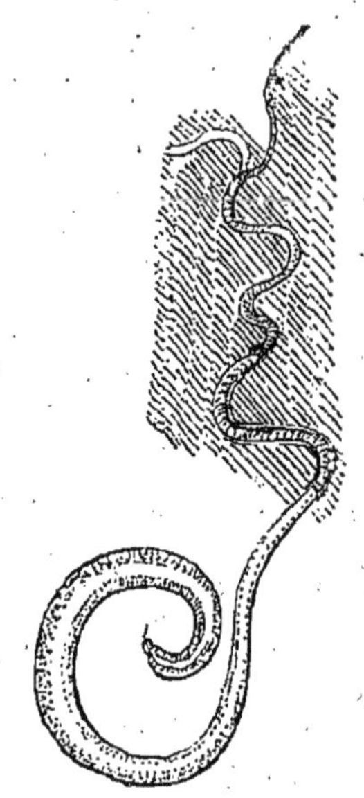

Fig. 12. — *Trichocephalus dispar* mâle. — La tête engagée dans la paroi intestinale (d'après Leuckart).

cœcum, on le rencontre quelquefois dans l'intestin grêle, mais jamais dans l'estomac. Il est assez fréquent et généralement en grande quantité chez les enfants dès l'âge de 2 ans, à l'état de santé comme de maladie, mais il est *incomparablement plus rare* que les deux précédents.

Aucun signe n'éveillant l'attention des parents, l'enfant rendant rarement des vers, le diagnostic se fait par l'examen microscopique des œufs que les fèces contiennent toujours en quantité.

Le traitement est celui des ascarides lombricoïdes.

TŒNIAS (1).

Le tœnia ou ténia est le troisième et dernier ver connu des anciens, c'est l'Ἕλμινς πλατεῖα d'Hippocrate, d'Aristote. Galien le nomma ταινία, les Arabes regardant le ténia comme formé par une juxtaposition accidentelle de cucurbitains n'admettaient que ces derniers comme vers. Félix Plater (2) est le premier qui fit la distinction de deux vers plats chez l'homme, ténia et botriocéphale, distinction bien établie ensuite par Spigel (3) et Andry (1700) ; Bonnet de Genève (4) dénomma le botriocéphale ténia à anneaux courts et le tœnia solium ténia à anneaux longs. Enfin le *tœnia solium* fut appelé ainsi par Linné qui constitua l'espèce, et Bremser créa le genre *bothriocephalus*.

Les autres espèces de ténias sont de découverte récente ; parmi celles-ci, les ténias que l'on peut rencontrer chez les enfants sont : le *tœnia mediocanellata* (Kuchenmeister, 1854), le *tœnia nana* (Von Siebold) (5),

1. Les lombrics et les oxyures étaient surtout particuliers à l'enfance, les vers qui vont suivre lui sont rares.
2. F. Plater. *Praxeos medicæ opus*, t. II, D. anim. excret. 1602.
3. Adrien Van Spigel ou Spiegel. *De lumbrico lato*, lib., cap. V, p. 13 ; Patavia, 1618.
4. Ch. Bonnet. *Diss. sur le ténia*, sav. étrang., t. I, p. 478, 1750, et *Œuvr. compl.*, t. II, p. 65. Neufchâtel, 1779.
5. De Siebold et Bilharz. *Tœnia nana*, in Zeitschrift für Wissenschaftl.-Zoolog. 1854.

trouvé une fois en Égypte en très-grand nombre chez des adultes et des enfants par Bilharz ; le *tœnia echinococcus* (Von Siebold), le ver qui détermine à l'état d'hydatide les kystes du foie, mais très-rare chez les enfants; le *tœnia flavopunctata* (?) (Weinland) (1), observé une fois chez un enfant de 9 mois, sevré à six mois ; le *tœnia madagascariensis*, décrit et figuré dans les archives de médecine navale par M. Davaine (1870) et observé deux fois à Mayotte (Comores) sur des enfants par le Dr Grenet.

1. Weinland. *Essai sur les ténias de l'homme.* Cambridge, 1858.

TŒNIA SOLIUM. Linné

(Ver solitaire, ver à articles longs, ténia armé.)

Le tœnia solium, appelé ainsi de sa ressemblance avec une bande de ruban et parce qu'il vit généralement seul chez le même individu, est un ver long de 4 à 9 mètres, d'un couleur blanc jaunâtre, mince et arrondi vers son extrémité antérieure, plus large et plus aplati vers son extrémité portérieure.

On distingue dans ce ver la tête, le cou et le corps, celui-ci composé de plusieurs centaines d'anneaux.

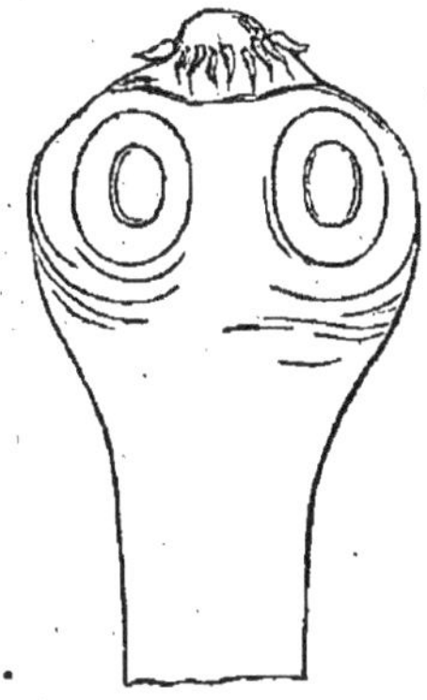

Fig. 13. — Tête grossie du *tœnia solium* ou *ténia armé*. avec le rostellum ou proboscide avancé, et une double couronne de crochets.

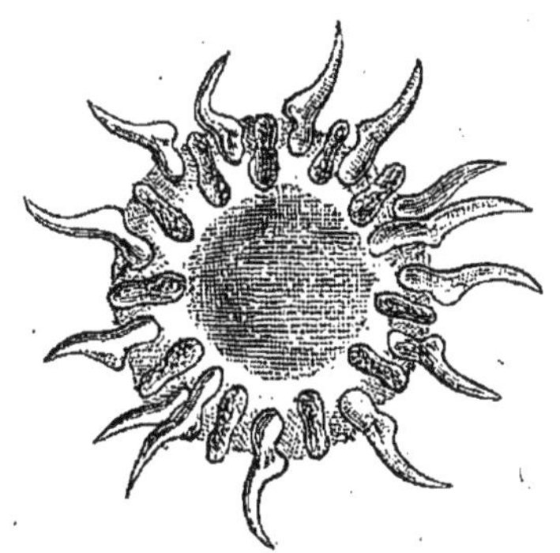

Fig. 14 — Milieu de la tète du *ténia armé*, très-grossie, vue de face par le haut et montrant la double couronne de crochets; plusieurs de ces crochets sont tombés sur la partie supérieure, ou couronne interne, leur place est indiquée par du pigment (d'après Laboulbène).

La tête, large de $0^{mm},5$ à $0^{mm},7$, est caractéristique ; c'est un renflement en massue, de forme octaédrique, à angles arrondis; à sa partie antérieure est la trompe ou probiscide, sorte de mamelon conique que l'animal peut rendre plus ou moins proéminent selon ses besoins. A la base de la trompe et comme l'enfermant, se trouve une double couronne de crochets; la lame de chacun de ces crochets, libre à l'extérieur, se meut dans différents sens; et un peu plus en dehors, aux angles latéraux de l'octaèdre, se montrent quatre ventouses rondes à fibres musculaires.

Le cou est filiforme et d'une longueur d'environ un demi centimètre. Lisse antérieurement, il présente, dans les points où il se confond avec le corps, des rides transversales, d'abord peu marquées, puis se dessinant davantage, premiers indices des anneaux ou articles.

Viennent ensuite les anneaux les plus jeunes; larges au plus d'un millimètre, enveloppés de la cuticule ou enveloppe propre des anneaux, ils ont pour toute organisation, au milieu d'un parenchyme parsemé de granulations de nature calcaire et de fibres contractiles, un canal médian, d'un jaune brun, à diverticulums latéraux courts, rudiments des organes génitaux. Ces anneaux, au point de vue de la génération, sont *les neutres*. Les suivants, dont la largeur va s'augmentant peu à peu pour chacun d'eux, et dont la forme de ronde qu'elle était tend insensiblement à se rapprocher de celle du trapèze par l'aplatissement des deux faces, présentent sur un des bords, tantôt l'un, tantôt l'autre, sans alternance régulière, une petite cupule, d'où peut sortir, à la volonté du ver, le pénis falciforme. *Le sexe est constitué.* Dans l'intérieur de chacun de ces anneaux et surtout à la périphérie se trouvent alors répandus en nombre considérable des testicules globuleux, desquels partent autant de canaux efférents qui se réunissent en un seul conduit, canal déférent; celui-ci, après avoir présenté une première dilatation, vésicule séminale, pour l'accumulation du sperme, puis bientôt une seconde, bourse du pénis, dans laquelle cet organe s'invagine quand il ne se montre pas au dehors, aboutit à cette papille ou cupule à bords saillants. — Ces anneaux ne sont pas arrivés d'emblée à cet état d'organisation ; les précédents n'avaient présenté d'abord que les testicules seuls ; les canaux vecteurs, le réservoir séminal ne sont apparus qu'avec le pénis et sa bourse. — Mais ces *anneaux mâles* ne forment que la première étape de la stature et du développement du ténia. A ceux-ci succèdent, mais encore d'une façon progressive, les anneaux que l'on doit considérer comme *adultes*, comme complétement organisés : tout anneau adulte est à la fois et mâle et femelle. Déjà dans l'article où l'organe mâle se montrait developpé, différentes parties de l'appareil femelle commençaient à apparaître, et la même cupule, qui reste toujours unique pour un même anneau, se munissait d'une ouverture, la vulve. Dans l'appareil femelle,

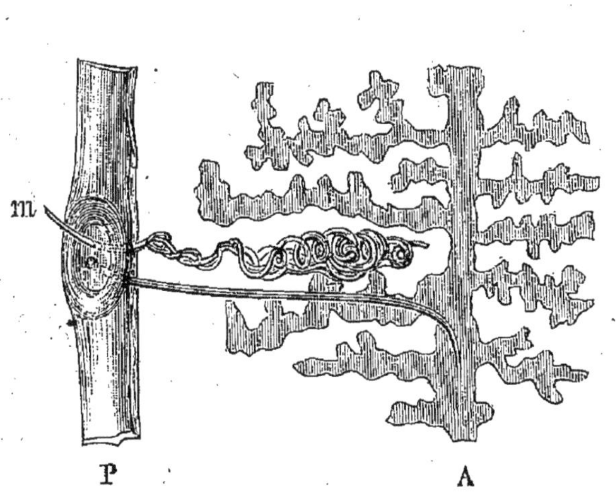

Fig. 15. — Schéma des organes génitaux dans les anneaux ou segments moyens du corps du ténia. P, paroi du segment avec l'ouverture génitale commune. M, pénis suivi de l'organe mâle, au-dessous est le vagin qui se dirige vers A, l'utérus rempli d'œufs, (d'après Laboulbène).

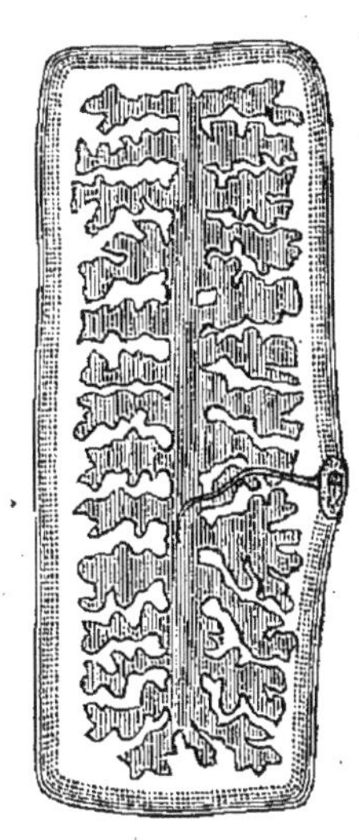

Fig. 16. — *Cucurbitain* grossi de *tænia solium* ou *ténia armé*. On voit l'utérus rameux, dendritique et le vagin aboutissant au pore génital (d'après Laboulbène).

à l'orifice vulvaire placé tout contre le pénis, fait suite le vagin, long tube qui présente deux diverticulums, l'un simple, où est déposé le sperme après la copulation (poche copulatrice), l'autre composé d'un canal vecteur, oviducte, et d'un réservoir, utérus, dans lequel s'accumulent les œufs. Les canaux excréteurs des glandes contenant les ovules viennent s'aboucher en un seul conduit à l'extrémité interne du vagin.

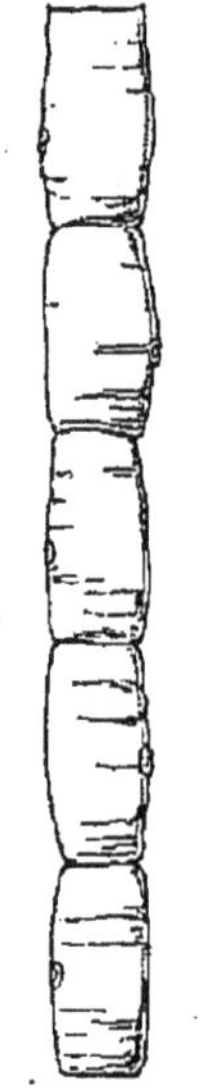

Fig. 17.—Fragment de *tœnia solium ou ténia armé*, composé de cucurbitins réunis bout à bout et dont les pores génitaux sont alternes (d'après Laboulbène).

Ces deux appareils génitaux remplissent à eux seuls tout l'anneau. Quand l'appareil femelle est complet, l'appareil mâle commence à s'atrophier et à disparaître; les anneaux suivants ne seront bientôt plus que des *anneaux femelles;* ceux-ci se modifieront à leur tour, et l'intérieur des anneaux les plus âgés ne sera plus qu'une vaste cavité remplie d'un nombre considérable d'œufs. L'anneau à ce moment est dit *anneau mûr* et se détache. Il peut vivre un certain temps à l'état libre dans l'intestin, continuant de grossir et susceptible de mouvements propres, on le nomme alors *proglottis*, et finalement il est expulsé avec les fèces. — L'anneau bien développé, adulte, est appelé *cucurbitain.*

De la tête du ténia partent 4 vaisseaux qui descendent de chaque côté le long des anneaux et qui communiquent entre eux par des ramuscules transversaux; pour M. Blanchard ce serait le système vasculaire du ver, pour M. Van Beneden le système d'excrétion, l'un et l'autre pour M. Milne Edwards.

Les premiers anneaux, ceux près de la tête, ont un millimètre de long sur deux millimètres de large, ceux de la partie moyenne ont environ 8 à 10 millimètres dans les deux dimensions, ceux de la partie postérieure ont 6 à 7 millimètres de large sur 20 à 30 millimètres de long; le ver va donc s'élargissant jusqu'à son milieu pour continuer en longueur avec une largeur décroissant insensiblement. Dès la partie moyenne l'articulation des anneaux est de plus en plus visible et leur union paraît décroître à mesure qu'on se rapproche de l'extrémité postérieure, enfin nous savons que les derniers anneaux se détachent d'eux-mêmes.

L'œuf est rond, blanc, pourvu de deux enveloppes, une extérieure dure et résistante recouverte d'une couche

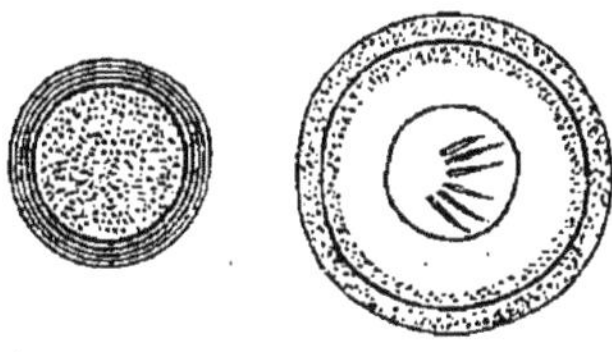

Fig. 18. — Œuf de ténia armé, vu à gauche dans la glycérine et grossi 350 fois ; à droite, même grossissement après l'action d'une solution de potasse (d'après Laboulbène).

albumineuse, une interne très-mince. Par transparence on aperçoit l'embryon dont la tête présente 6 petits crochets (embryon hexacanthe).

DÉVELOPPEMENT IDÉAL DES TÉNIENS (d'après Van Beneden).

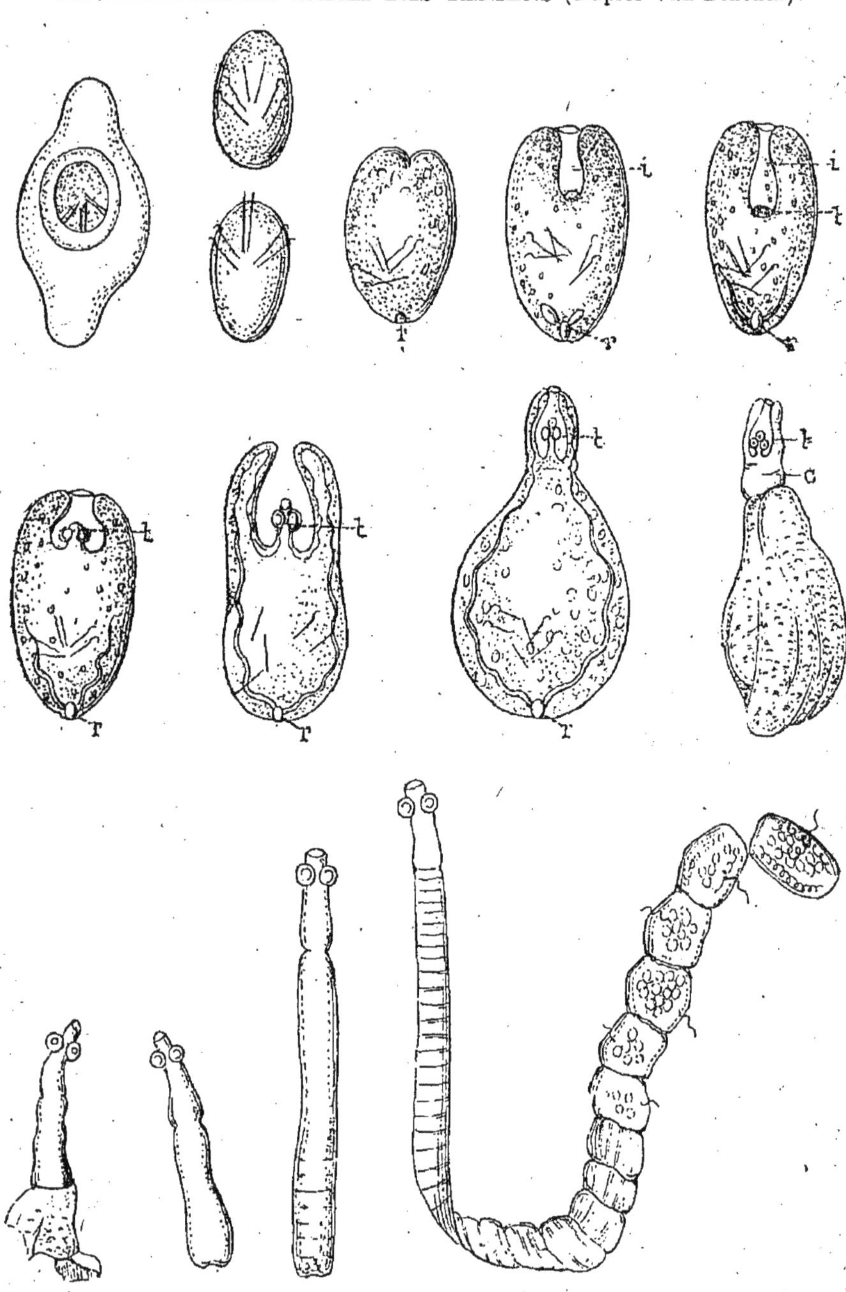

L'œuf, dans l'intestin humain, reste généralement enfermé dans le cucurbitain ; sortirait-il de cet anneau qu'il ne pourrait pas éclore sur place. Pour éclore, il faut qu'il soit expulsé au dehors et ingéré de nouveau ; or, l'œuf mis en liberté par la rapide destruction à l'extérieur du proglottis expulsé, devra, pour donner l'embryon, non plus être introduit dans le tube digestif de l'enfant ou de l'homme, mais dans celui du *porc*. Là seulement la coque se rompt, et apparaît l'embryon hexacanthe.

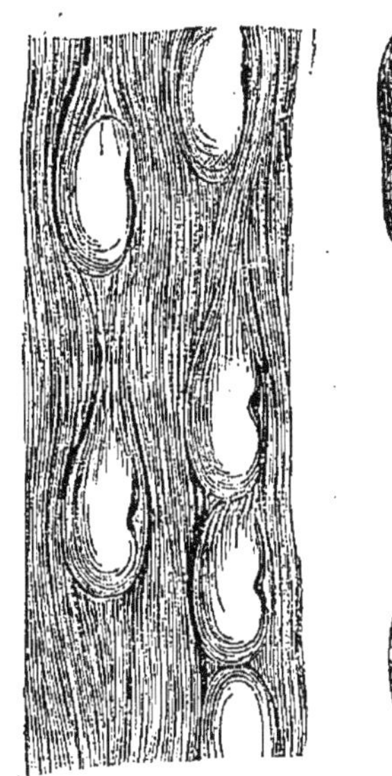

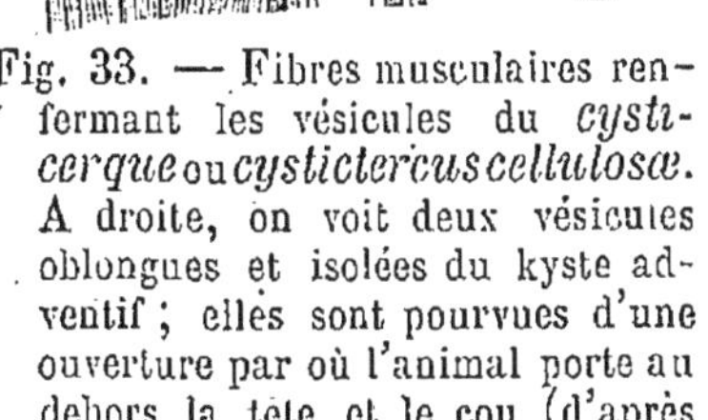

Fig. 33. — Fibres musculaires renfermant les vésicules du *cysticerque* ou *cysticercus cellulosæ*. A droite, on voit deux vésicules oblongues et isolées du kyste adventif ; elles sont pourvues d'une ouverture par où l'animal porte au dehors la tête et le cou (d'après Laboulbène).

Une fois libre dans l'intestin du porc, l'embryon s'attache aux parois, les prefore de ses six crochets et, soit qu'ayant pénétré dans le système circulatoire il y soit transporté par lui, soit qu'il y arrive directement à travers les organes, se répandra dans le tissu cellulaire intermusculaire, où il se transforme en *cysticerque*, par simple métamorphose, ou plus vraisemblablement par gemmation nouvelle.

Le cysticerque se présente à la vue ou sous forme d'ampoule de 6 à 10 millimètres de diamètre, ou sous forme d'un animal à col allongé à extrémité inférieure ampullaire ; c'est un ver long de 6 à 9 millimètres, aplati, à tête parfaite de ténia, ayant probiscide ventouses et double rangée de crochets, renfermé et attaché inférieurement dans une vésicule à trois parois concentriques, blanche, ellipsoïde et percée sur un de ses côtés d'un pertuis ombilical par où il peut sortir en se retournant comme un doigt de gant. Renfermé dans sa vésicule le cysticerque représente l'ampoule, sa tête sortie de la vésicule il a l'aspect que nous venons de mentionner.

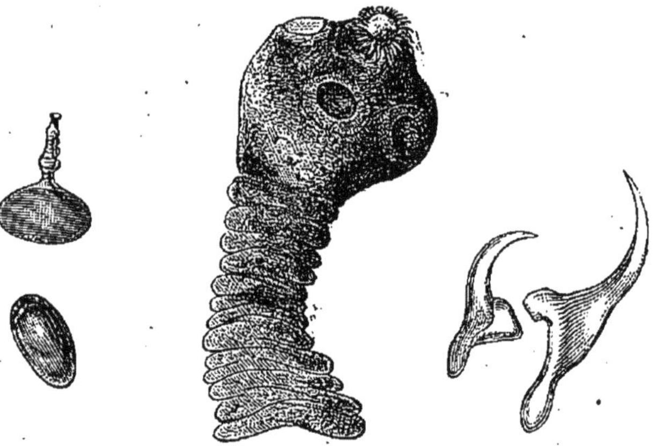

Fig. 34. — *Cysticerque ladrique* de grandeur naturelle à gauche, et en dessus avec la tête et le cou sortis au dehors. Au milieu, l'animal est très-grossi, montrant la tête avec les quatre ventouses, la double couronne de crochets et suivie du cou ridé. A droite, deux crochets, un de chaque rangée, extrêmement grossis (d'après Laboulbène).

Ainsi, les œufs de ténia se sont développés normalement dans le porc, et les embryons se sont convertis en cysticerques ; le porc est dit atteint de *ladrerie* quand ces cysticerques, appelés ladriques ou de la cellulosité, sont en grand nombre.

Le cysticerque à cet état peut vivre dans les muscles du porc un temps indéterminé. Mais si la chair qui le renferme vient à être mangée crue ou insuffisamment cuite par l'enfant, le cysticerque, qui trouve dans son intestin un milieu favorable à un nouveau développement, se dépouille de sa vésicule, se fixe, avec ses ventouses et ses crochets, aux parois intestinales et se transforme en *tænia solium*: sa partie postérieure s'allonge, se couvre de rides ; celles-ci se dessinent de plus en plus, et de véritables anneaux ne tardent pas à apparaître. Les anneaux près de la tête, ceux qui partent du cou, sont toujours des anneaux rudimentaires, mais les suivants passeront par les phases décrites et seront successivement neutres, mâles, mâles et femelles, femelles, mûrs, puis à l'état libre proglottis ; les proglottis et les œufs seront rejetés à l'extérieur, et le cycle recommencera.

Nous arrivons ainsi à dire que le ténia, passant successivement par les états d'embryon hexacanthe, de cysticerque et de proglottis, ne peut pas être considéré comme un animal unique : sa tête est celle du cysticerque, qui, *par bourgeonnement*, produit les anneaux, ceux-ci pourvus chacun des deux appareils générateurs, n'empruntant rien aux anneaux voisins, pouvant vivre séparément à l'état de proglottis, sont donc autant d'êtres isolés. Ainsi, dans ce mode de *génération* dite *alternante*, l'embryon hexacanthe est le protoscolex, le cysticerque le scolex, l'animal sexué le proglottis. Le *strobile* est la chaîne formée par la réunion du scolex et des proglottis.

Etiologie. — De toutes ces considérations zoogéniques, il résulte que la seule cause du ténia dans l'espèce humaine est l'ingestion de la viande de porc contenant des cysticerques, cette viande n'ayant pas subi une cuisson suffisante pour les détruire.

Le ténia ne se montrera donc que dans les endroits où l'on fait usage de viande de porc crue, comme c'est l'habitude dans certains pays, notamment dans l'Allemagne septentrionale, de viande soumise à la fumigation simple, viande fumée, ou à une cuisson insuffisante, la demi-cuisson à la mode anglaise, sous cette condition expresse que le porc soit atteint de cysticerques. Or, on a rencontré du ténia dans presque toutes les contrées du globe : en Europe (Angleterre, Allemagne, France, etc.), en Asie, en Amérique, en Afrique ; il est endémique en Syrie, en Abyssinie, en Algérie : le porc ladre est donc nécessairement de tous ces pays. La filiation du cysticerque et du ténia est telle, qu'on n'a signalé de porcs contaminés qu'aux seuls endroits où habite l'homme ; l'animal à l'état sauvage n'aurait pour ainsi dire jamais de cysticerques. — Le tableau de la distribution géographique a un intérêt bien moindre depuis que la cause est connue et qu'avec des soins prophylactiques on sait pouvoir la faire disparaître.

Outre les habitudes locales, il y a à tenir compte dans le degré de fréquence du ténia chez les enfants de la profession qu'exercent les parents, si ceux-ci sont en contact journalier avec de la chair de porc (éleveurs, charcutiers, cuisiniers, etc.) ; soit que l'alimentation consiste plus spécialement dans cette substance, soit que l'enfant mal surveillé porte insciemment à la bouche de ces viandes crues ou que plus grand il se serve pour manger du couteau non essuyé qui en a découpé, soit même que l'enfant boive de l'eau dans laquelle on en aurait lavé ; Kuchenmeister a cité des cas de ténia chez des individus ayant bu à un ruisseau dans lequel était retournée l'eau qu'on avait employée à laver des saucisses. A cette cause prédisposante de la profession des parents on ajoute habituellement celle de l'hérédité (mais seulement comme circonstance du même genre de vie), celle du climat, celle de la race: les nègres seraient plus souvent atteints de ténia (n'est-ce pas plutôt par suite d'absence d'hygiène qu'en raison d'une prédisposition innée ?), celle du sexe : on dit les femmes, conséquemment les filles, plus sujettes au ténia ; Wawruch (1) dans un relevé

1. Wawruch. *Réflexions* tirées de 206 observ. de ténias (*Gaz. méd.* Paris, 1841, t. IX, extrait de Medizin. Iahrb. des Œsterr, Straates).

de 206 cas de ténias a compté 71 personnes du sexe masculin et 135 du sexe féminin, d'autres auteurs ont fait les mêmes remarques ; nous comprendrions mieux qu'on dise les symptômes plus accusés chez la fille que chez le garçon, mais nous ne saurions établir comme milieu favorisant le développement du ver une telle différence entre leurs deux intestins.

Quoi qu'il en soit, le genre d'alimentation produisant seul le ténia, les causes prédisposantes n'ont qu'une influence médiocre, comme le prouvent les expériences de Kuchenmeister, de Leukart, de Humbert de Genève. Kuchenmeister fit prendre en plusieurs fois, 80 heures avant son exécution, à une femme condammée à mort pour assassinat, 63 cysticerques ; à l'autopsie qui eut lieu 48 heures après la décapitation il découvrit dans le duodenum 4 jeunes ténias de 4 à 8 millimètres de longueur, 6 autres ténias furent trouvés dans l'eau qui avait servi à laver l'intestin (*Ann. des sc. nat.* 1855 t. III, p. 377). Leukart ayant fait avaler dans du lait quatre cysticerques ladriques à un jeune homme qui n'avait jamais été atteint de vers, trouva des proglottis dans ses selles 75 jours après l'ingestion ; et ce jeune homme, un mois après l'expulsion de ces premiers proglottis, mois pendant lequel il en évacua à cinq reprises, rendit sous l'influence du vermifuge, deux ténias d'une longueur d'environ 2m,50. Ces cysticerques provenaient de la chair d'un porc qui lui-même avait été rendu ladre par l'ingestion de proglottis de ténia solium (Leukart, *Die Blasenwurmer*). Humbert de Genève ayant avalé le 11 décembre 1854 quatorze cysticerques ladriques rendit des fragments de tœnia solium au commencement de mars 1855 (G. Bertholus, *Diss. sur les métamorphoses des cestoïdes*, thèse de Montpellier, n° 106 décembre, 1856.)

Le ténia estrare dans l'enfance ; sur les 206 malades de Wawruch il y avait 22 enfants âgés de moins de 15 ans, le plus jeune avait 3 ans 1/2 ; Legendre (*Archives gén. de méd.* 1854, t. 4, p. 642) a relevé dans divers auteurs 26 cas de ténias chez des enfants âgés de moins de 12 ans (de l'âge de 14 à 15 mois 2 cas, de 2 ans 1 cas, de 3 ans 2 cas, de 4 ans 2 cas, de 5 ans 3 cas, de 6 ans 3 cas, de 7 ans 4 cas, de 8 et de 9 ans 1 cas, de 10 ans 2 cas, de 11 ans 4 cas, de 12 ans 1 cas). Hufeland, cité par M. Davaine, a vu un enfant de 6 mois à la mamelle être atteint de ténia, « il rendit en plusieurs fois 20 mètres de ténia sans accident retentissant sur sa santé. »

Si les enfants paraissent moins souvent atteints que les adultes, la cause ne peut en être recherchée que dans leur genre d'alimentation différent. Mais en raison de l'introduction dans la thérapeutique des enfants de l'usage de la viande crue, il se pose ici une question capitale touchant la fréquence qu'aurait pour eux le ténia dans un avenir prochain : le bœuf peut-il être atteint de cysticerques ladriques ? D'après

MM. Gervais et Van Beneden, d'après MM. Weisse (1) Judas (2), Aubert (3), on serait porté à le croire, M. Davaine ne le croit pas. Et cependant en Abyssinie où toute la population, dès l'âge de 4 à 5 ans, est atteinte de ténia et où l'on se nourrit presque exclusivement de viande crue et surtout de chair de bœuf, le tœnia solium est bien plus commun que le tœnia mediocanellata (originaire du bœuf), lequel est bien moins répandu sur le globe que le ver solitaire.

La tœnia solium habite l'intestin grêle et s'étend quelquefois jusqu'au gros intestin, il est plus ou moins replié sur lui-même, sa tête, toujours tournée du côté de l'estomac, se trouve ordinairement dans le voisinage du pylore et le plus souvent fortement implanté dans la paroi de l'intestin ; d'où la difficulté de la faire rejeter avec les selles dans l'administration du vermifuge. On n'a généralement qu'un seul ténia, mais les faits de ténias multiples ne sont pas rares. Comme pour les vers précédents, le ténia peut se rencontrer avec une autre espèce de vers chez le même sujet, et même avec le botriocéphale, quoique ces deux vers paraissent s'exclure comme nous le verrons plus loin.

Symptômes. Vers considérés comme cause de maladies.—Le ténia dans la majorité des cas et bien

1. Weisse. *Journ.* für Kinderkrankheiten, 1851.
2. Judas. *Recueil de mém.* de méd., de chir. et de pharm. militaires, 2e série, t. XIII, 1854.
3. Aubert. *Mém. sur les subst. anthelm.*, in mem. de l'acad. de médec., t. IX et Bull. de l'acad., t. VI.

plus fréquemment qu'on ne le croit, ne détermine aucun phénomène appréciable; l'absence de manifestations, l'innocuité, étant la règle, les manifestations, l'exception. La santé de l'enfant reste bonne, l'expulsion par les selles d'anneaux ou de fragments du ver avertit seule de sa présence. Dans quelques cas l'enfant se plaint de temps à autre de coliques sourdes et violentes qui éclatent quelquefois avant le repas et le plus souvent après l'ingestion de certains aliments, salaison, fruits à noyau; il prétend éprouver, surtout s'il sait avoir le ténia, la sensation d'un corps qui remue ou se contourne; l'appétit est irrégulier, nul ou parfois exagéré. Dans d'autres cas il survient de la diarrhée, des alternatives de constipation et de diarrhée, alors l'enfant devient pâle et maigrit.

Les phénomènes réflexes sont également très-rares: quelques nausées, quelques vomissements sympathiques coïncidant avec les coliques les plus violentes, de la salivation, des démangeaisons au nez et à l'anus, la dilatation temporaire des pupilles, des bourdonnements d'oreille, des palpitations, de l'agitation, de l'insomnie, de l'irritabilité de caractère, etc..., mais la plupart de ces symptômes appartiennent plus encore aux lombrics.

Les phénomènes réflexes exceptionnels sont des convulsions choréiformes ou épileptiformes, du délire, du coma; quelquefois des phénomènes bizarres de la sensibilité spéciale: perversion de l'ouïe, de l'odorat, de la vue, perte de la mémoire, insomnie persistante, etc.

Nous n'insisterons pas davantage sur ces symptômes, renvoyant aux explications que nous en avons données au sujet des lombrics ; nous rappellerons seulement que ces symptômes ont une marche très-irrégulière, pouvant apparaître quelques jours pour disparaître pendant des mois, pouvant consister en tels phénomènes pour faire place à tels autres, qu'ils manquent d'enchaînement, qu'ils n'ont rien de fixe dans leur manière d'être, qu'ils ne sont jamais pathognomoniques et ne peuvent qu'éveiller l'attention, la présence de fragments dans les gardes-robes donnant seule la certitude de celle du ténia dans l'intestin. Nous savons aussi que ces symptômes peuvent coïncider avec des maladies, que les épileptiques atteints de vers sont également exposés aux symptômes vermineux et surtout aux manifestations convulsives, ainsi par exemple combien de fois nous tromperions-nous si, ne nous en rapportant qu'aux symptômes, nous annoncions, sur la vue du ver rejeté, dans une attaque d'épilepsie, que celle-ci ne se reproduira plus parce que nous aurons administré le vermifuge !

Ces symptômes cessent le plus souvent avec l'expulsion de longs fragments de ténia et le malade se croit débarrassé, mais la tête n'ayant pas été rejetée la reproduction du ver se fait rapidement.

La durée du ténia dans l'intestin paraît très-longue.

Wawruch a cité un malade qui avait évacué des fragments de ce ver pendant 35 ans, d'autres malades en auraient évacué pendant 12, 15, 25 ans ; mais il est possible aussi que plusieurs vers se soient succédés chez le même individu. Quoi qu'il en soit, si aucune manifestation n'est venue éveiller l'attention des parents, l'enfant peut rester des mois avec son ténia ; et ce serait le cas le plus fréquent si le sujet atteint ne rendait de temps à autre des fragments de ténia, des chaînettes d'anneaux plus ou moins longues et presque journellement des anneaux, ces cucurbitains en forme de pépins de citrouille qui arrivés à l'état de maturité (proglottis) se sont détachés de la chaîne commune pour vivre d'une vie indépendante dans l'intestin, insouciants de leur sort prochain : l'évacuation avec les fèces. C'est à ce sujet que des auteurs allemands ont avancé que la sortie des proglottis se faisait préférablement au déclin et au renouvellement de la lune.

Tœnias erratiques ; *Lésions anatomiques.* — La tête du ténia implantée dans l'intestin de l'enfant ne cause jamais de lésions appréciables ; le ténia ne peut pas perforer les parois intestinales. Dans les cas très-rares où on l'a rencontré, et cela chez l'homme engagé dans un abcès inguinal (un cas, celui d'Hildesius, cité par M. Davaine), dans une fistule inguinale (Spœring, moulenq, cités par le même auteur), dans un abcès ombilical (de Siebold), dans la vessie, rejetée par les urines (Bellecatus et Darbon, cités par M. Davaine), le ver n'avait pris aucune part à la perforation. On aurait vu des fragments de ténia rendus par les vomissements; mais c'est exceptionnel.

Diagnostic. — Le diagnostic ne pouvant se faire sur les symptômes repose tout entier sur l'examen des matières rendues, un seul anneau suffit pour l'établir. Se rappeler aussi en pareil cas du caractère des œufs qui remplissent l'anneau et sont quelquefois répandus dans les fèces. Quant au diagnostic différentiel, nous l'avons fait au sujet des lombrics, les symptômes étant identiques.

Pronostic. — La pronostic est toujours favorable, le médecin disposant en toutes circonstances des moyens propres à l'expulsion.

Prophylaxie.—La ladrerie est encore très-fréquente en France et surtout dans le centre occidental, le Périgord et le Limousin, pays d'où nous arrive la plus grande partie des cochons vendus à Paris ; aussi ne saurait-on trop recommander, — la pratique du langueyage étant insuffisante en raison de la supercherie des vendeurs et l'inspection seule de la viande ne suffisant pas, des cysticerques pouvant se trouver disséminés dans la masse de la chair et échapper à une exploration superficielle, — de porter la cuisson des viandes e porc, dans toutes leurs parties, aussi loin que possible. D'après M. Delpech, la quantité de chaleur nécessaire à la destruction des cysticerques est de 75° centigrades ; mais faut-il encore que la viande soit maintenue pendant un certain temps (proportionnel à l'épaisseur) à cette température pour que l'intérieur arrive au même degré de cuisson.

Traitement. — De tous les nombreux tœnifuges préconisés, l'écorce de racine de grenadier, le Kousso passent pour les plus efficaces. La racine de grenadier est donnée en décoction de 15 grammes pour un enfant au-dessous de 5 ans et de 20 à 40 grammes pour un enfant de 6 à 12 ans dans 750 grammes d'eau avec réduction à 500, à prendre en trois fois à une 1/2 heure d'intervalle. On administrerait de l'huile de ricin s'il n'y avait pas eu de diarrhée, si le ver n'avait pas été rendu au bout de 6 heures. Le Kousso, le plus puissant de tous, se prescrit pour un enfant de moins de 5 ans à la dose de 4 à 8 grammes de fleurs pulvérisés et pour un enfant de 6 à 12 ans à la dose de 10 à 12 grammes, dans 250 grammes d'eau tiède, dans laquelle on laisse la poudre infuser un quart d'heure, l'enfant doit avaler le tout en une seule fois. Si après 3 ou 4 heures il n'était pas survenu de diarrhée on ferait prendre à l'enfant de l'huile de ricin. On peut remplacer la poudre par les granules de Kousso de Mentel de 10 à 20 grammes selon l'âge à prendre dans un peu d'eau.

« Les semences de courge, dit M. H. Roger (bull. de la soc. méd. des hôpit. ; p. 48, 2e série, t. 13, 1876), sont d'une administration plus facile ; avec 15 à 30 grammes d'amandes mondées et partie égale de sucre, on peut faire une pâte, ou bien, avec la même dose, une émulsion additionnée d'oléo-saccharure de citron ou d'orange (frottez un morceau de sucre sur l'écorce). Ces préparations sont très-goûtées des enfants, et presque toujours elles amènent l'expulsion du cestoïde, et plus sûrement encore si, une ou deux heures après, on fait avaler 10 grammes d'huile de ricin aromatisée avec une goutte d'essence de menthe. »

On a aussi vanté la fougère mâle, l'écorce de mousséna, les fruits de tatzé et du saoria.

Il n'y a pas nécessité de faire subir un traitement préparatoire (diète et purgatif la veille) si on est certain que l'enfant a rendu des anneaux. Quel que soit le tœnifuge employé, tant que la tête n'est pas rejetée il y a à recommencer le traitement.

TŒNIA MEDIOCANELLATA (Kuchenmeister), (TÉNIA INERME, Moquin-Tandon, Laboulbène).

A l'état adulte, ce ténia habite l'intestin grêle dans l'espèce humaine, à l'état de larve (scolex ou cysticerque) il habite le tissu cellulaire de différents organes du veau, du bœuf.

Découvert en 1854 par Kuchenmeister, le tœnia mediocanellata a dû être observé longtemps auparavant et a été confondu avec le tœnia solium ; car si on le trouve surtout dans certaines contrées de l'Allemagne, la Bavière, le Wurtemberg, il a été rencontré aussi en France, en Belgique, en Danemarck, en Russie, etc. Il est de date trop récente pour qu'on soit fixé sur sa fréquence chez les enfants ; on peut le dire cependant plus rare que le ver solitaire. — C'est à la rareté relative du ténia inerme dans la population en France, à notre privilége de ne consommer généralement que des bestiaux de nos pays, que nous devons de n'avoir pas à constater chez nous un plus

1. La Société médicale des hôpitaux de Paris admet que le ténia inerme est plus fréquent aujourd'hui, du moins à Paris, que le ténia armé, depuis l'usage abusif des viandes de bœuf crues. — Laboulbène. (*Bull. de la soc. méd.* des hôp. de Paris, 2e série, t. XII, p. 298, 1875.) — H. Rendu. Le tœnia et la viande crue.

grand nombre de cas de ténias depuis que nous avons adopté l'usage de la viande crue dans la thérapeutique (1) et pour la même raison nons n'aurions pas à concevoir de bien grandes craintes pour l'avenir si nous avions la certitude que la race bovine ne pût être

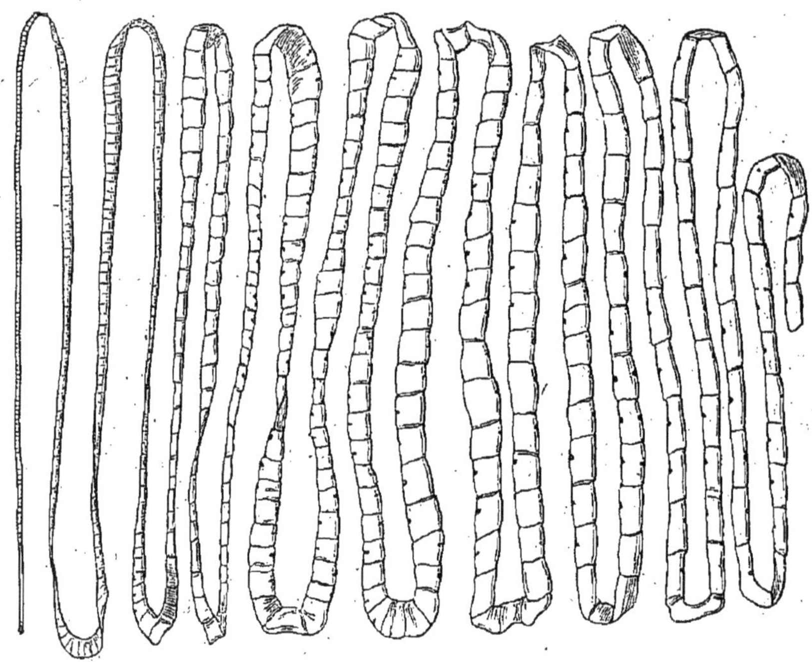

Fig. 35. — Ténia inerme représenté en petit et dans son ensemble (d'après Laboulbène).

atteinte de cysticerques ladriques ; sous cette réserve

(*Revue des sciences méd.*, t. VIII, p. 158, 1876.) — Émile Vidal. De la fréquence du ténia inerme (*Bull. de la soc. méd.* des hôpit., p. 73, 1876). — H. Roger. Du ténia inerme produit par le régime de la viande crue; du ténia chez les enfants (*Bull. de la soc. méd.* des hôpit., p. 38. 1877).

toutefois d'observer dès maintenant les moyens prophylactiques.

En tout semblable au tœnia solium quant à la forme, il s'en distingue par la tête (1) qui est dépourvue de trompe et de crochets, sa partie antérieure pa-

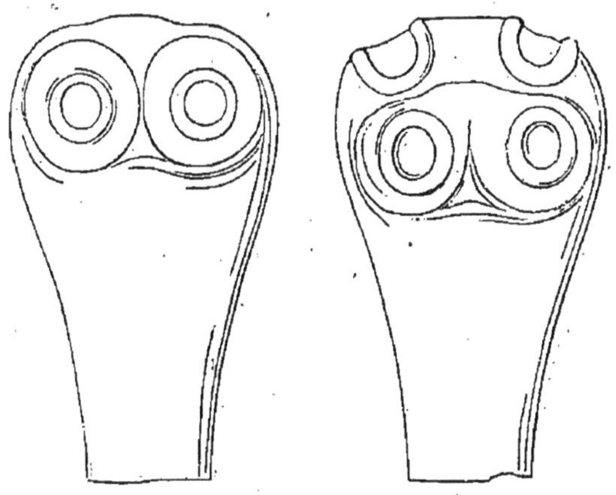

Fig. 36. — Tête grossie de *Ténia inerme*, vue à gauche de profil, et à droite un peu penchée en avant, montrant la disposition des quatre ventouses (d'après Laboulbène).

raissant comme tronquée. Les anneaux du ténia inerme ont de plus grandes dimensions, mais comme ceux du tœnia solium ils ressemblent à des pépins de citrouille et présentent sur un de leurs côtés la cupule à bords saillants, sorte de papille d'où débouchent les organes génitaux. Les anneaux mûrs (proglottis) sont caractéristiques par les mouvements énergiques qui

1. La tête apparaît noire ou blanche (Constantin Paul. *Bull. de la soc.* des hôpitaux, t. XII, p. 298; 1878), selon la quantité des grains de pigment qui donnent la coloration aux ventouses et au cou.

les animent une fois détachés du strobile, mouvements que peut même percevoir le sujet atteint; aussi produisent-ils plus habituellement des démangeaisons à l'anus et n'est-il pas rare de les voir sortir à l'extérieur pendant l'intervalle des garde-robes.

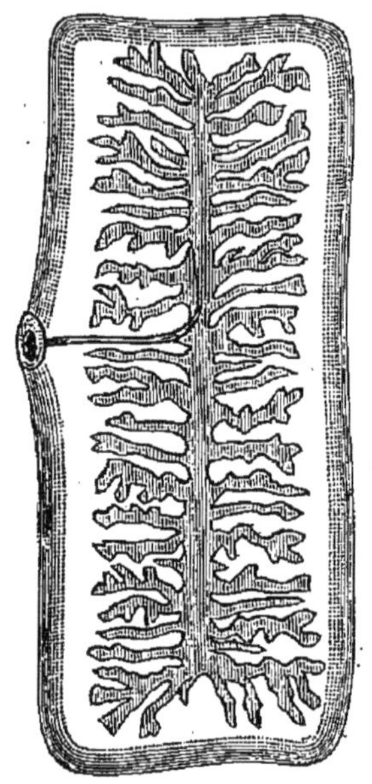

Fig. 37. — Cucurbitain grossi de ténia inerme. On voit l'uturus et le vagin aboutissant au pore ou à l'ouverture génitale (d'après Laboulbène).

Tout ce que nous avons dit pour le tœnia solium s'applique au ténia inerme : même mode de développement, même condition de migrations (de l'espèce humaine à un animal spécial et de celui-ci à l'espèce humaine), la seule différence ici est que les œufs de proglottis du ténia inerme ne deviendront cysticerques que s'ils sont ingérés par des veaux, des bœufs, les expériences tentées par Leukart sur d'autres animaux porc, mouton, chien ayant toutes avortées; même cause (usage de viande crue ou insuffisamment cuite contenant des cysticerques); même séjour habituel et mêmes rapports anatomiques (intestin grêle, la tête du ver tournée vers l'estomac, le corps replié sur lui-même, et généralement ver unique); mêmes symptômes avec le même degré de rareté; mêmes moyens de diagnostic (dans les selles les proglottis caractéristiques, isolés ou réunis en chaînette, chargés d'œufs et pourvus d'une papille latérale, œufs caractéristiques: ellipsoïdes et lisses); même pronostic (toujours favorable); même traitement.

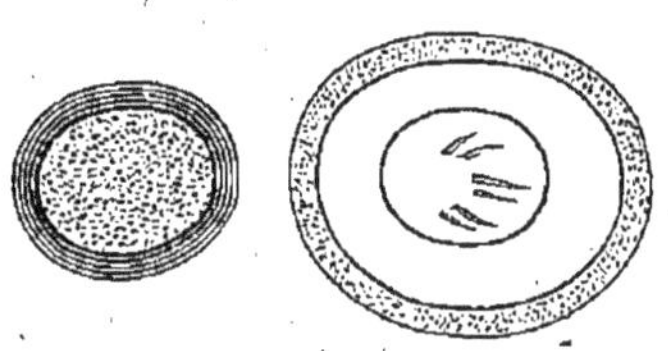

Fig. 38. — Œuf de ténia inerme. A gauche l'œuf est vu dans la glycérine et grossi environ 350 fois ; à droite même grossissement après avoir été traité par une solution de potasse concentrée (d'après Laboulbène).

PROPHYLAXIE. — Comme moyens prophylactiques, il est de toute nécessité: 1° d'inspecter minutieusement la viande qui doit servir à l'alimentation, surtout quand on habite une localité où le ténia est commun: ce moyen n'est quelquefois pas suffisant ; les cysticerques pouvant être en très-petit nombre et disséminés dans la masse de la chair ; 2° de soumettre la viande suspecte à une cuisson très-prolongée et s'assurer que toutes les parties sont également bien cuites. Nous rappelons à cet égard que pour le porc la destruction des cysticerques n'est complète qu'en maintenant pendant quelque temps toutes les parties de la viande à une chaleur de 75° centigrades. M. Vallin (1) a constaté que la température des viandes de bœuf rôties qui conservent la teinte rouge n'est en général que de 52 à 53° centigrades à la périphérie et de 46 à 48° au centre ; tant que la viande garde cette apparence saignante, c'est que, dit M. Vallin, la température n'a pas atteint ou au moins dépassé 60 degrés. Dans l'administration de la viande crue, il faut redoubler de précautions et recommander à la mère de piler, de râper elle-même, et mieux de râcler, la viande de son enfant, de le surveiller pour qu'il ne porte pas à la bouche un couteau non essuyé qui a servi à couper de la viande crue, qu'il ne l'emploie pas à diviser ses aliments, etc. Et il appartient au médecin de mettre plus de réserve dans la prescription de la viande crue et de la viande saignante.

1. Vallin. *Bull. de la soc. méd.* des hôpit. de Paris, p. 9, 2e série, t. XIII, 1876.

BOTHRIOCEPHALUS LATUS, Bremser (tœnia lata, Rudolphi; ténia large, ver rubané large).

Le bothriocéphale est encore un des vers qui n'atteint l'enfant que très-rarement, il est pour ainsi dire inconnu en France. En faisant l'historique du ténia nous avons fait celui de ce ver.

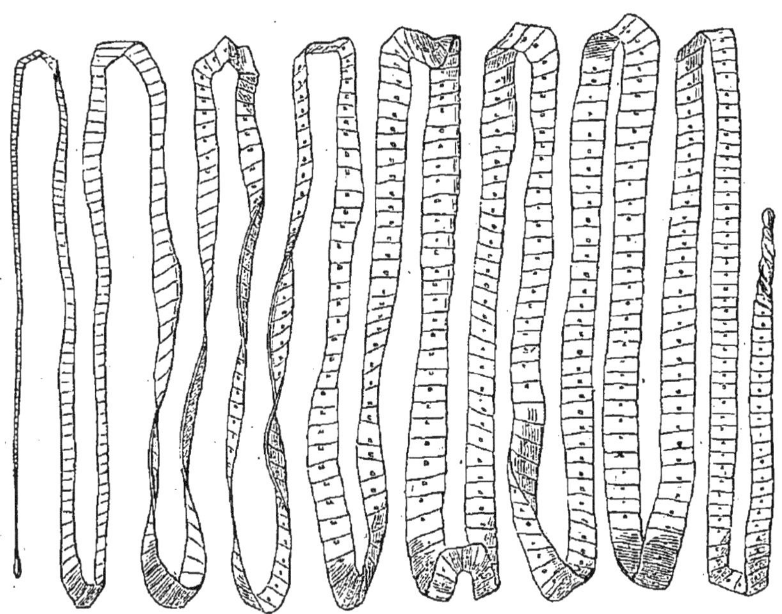

Fig. 39. — Bothriocéphale large, représenté en petit et dans son ensemble (d'après Laboulbène).

Il se distingue du tœnia solium, par la forme de la tête ; celle-ci est très-allongée, dépourvue de trompe, de crochets, de ventouses, et n'offre à considérer que deux fossettes latérales qui feraient l'office de ven-

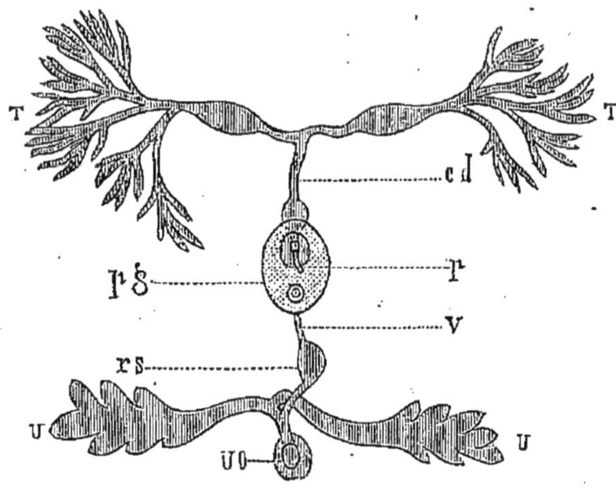

Fig. 40. — Schéma des organes génitaux dans les segments ou anneaux moyens du corps chez le *bothriocéphale large*. T. T, testicules; *cd*, canal déférent; *p*, pénis; U, U, utérus avec ses cornes; *rs*, réservoir séminal; *pg*, pore génital ayant en haut le pénis et au-dessous l'ouverture par où il arrive dans le vagin V. Au bas de la figure, O est l'orifice par lequel s'effectue la sortie des œufs (d'après Laboulbène).

touses; par le cou, qui est à peine marqué; par la largeur des anneaux qui l'emporte sur la longueur dans le rapport de 3 à 1; par le siège des orifices génitaux, la cupule au lieu d'être sur un des côtés se trouve située sur l'une des faces, face ventrale, et par la présence au centre de l'anneau tout près de la cupule d'un petit orifice en communication avec le canal utérin et qui donne passage aux œufs; par l'adhérence plus grande des anneaux à la chaîne commune; par la longueur du strobile, le botriocéphale atteignant une longueur de 10 à 20 mètres; par la couleur, qui est d'un gris sale. Comme les ténias, il habite l'intestin grêle et est le plus souvent seul, il se replie plu-

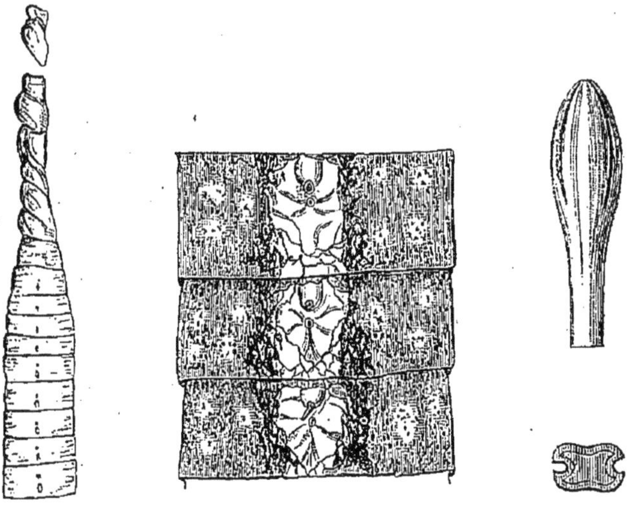

Fig. 41. — Fragment terminal de *bothriocéphale large*, composé d'anneaux réunis bout à bout et dont les pores génitaux sont situés sur la ligne médiane du corps. Les derniers anneaux sont flétris et ridés (d'après Laboulbène).

Fig. 42. — Trois segments du corps d'un *bothriocéphale large*, montrant le champ médian et les champs latéraux. Le long de la ligne médiane, on voit les pores génitaux avec le pénis saillant sur le segment le plus inférieur. Au-dessus est l'orifice utérin ou de la ponte.

Fig. 43. — Tête grossie de *bothriocéphale large*, avec les deux fossettes allongées. Au-dessous, coupe montrant la disposition de ces fossettes latérales.

sieurs fois sur lui-même et a la tête tournée vers l'estomac; il a la même durée, mais on ignore si comme eux il peut disparaître spontanément.

Les œufs sont ovoïdes, longs de 0mm,068, larges de 0mm,044, à enveloppe unique, et remarquables par l'apparition d'un opercule, au moment de la sortie de l'embryon; les œufs sont pondus, c'est-à-dire sortent naturellement du petit orifice central que nous avons signalé, tandis que chez les ténias ils restent habi-

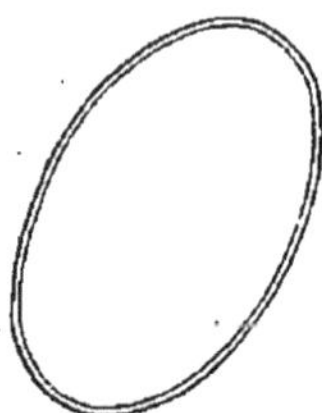

Fig. 44. — *Œuf* grossi du *bothrio-céphale large* examiné dans les déjections alvines. L'œuf est tout à fait elliptique.

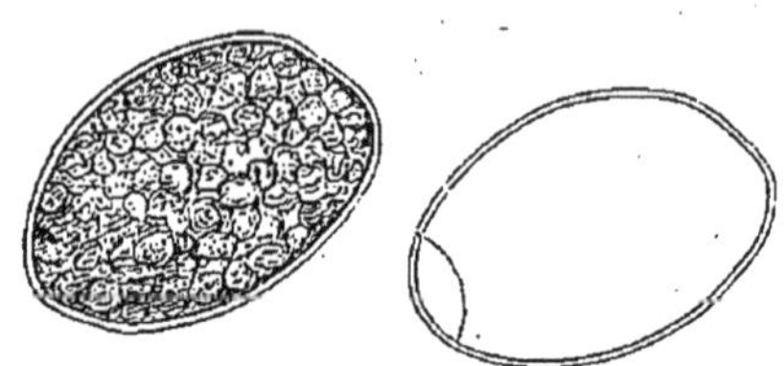

Fig. 45. — Deux *œufs* grossis du *bothrio-céphale large*, examinés, l'un à gauche dans la glycérine, l'autre après l'action de l'acide sulfurique : leur forme est un peu modifiée; à droite on voit l'opercule (d'après Laboulbène).

tuellement enfermés dans le proglottis et doivent attendre pour en sortir que ce proglottis expulsé avec les fèces soit détruit par l'action des causes extérieures. Cette ponte naturelle explique l'adhérence au strobile des derniers anneaux qui ne se détachent que rarement et s'atrophient le plus souvent sur place.

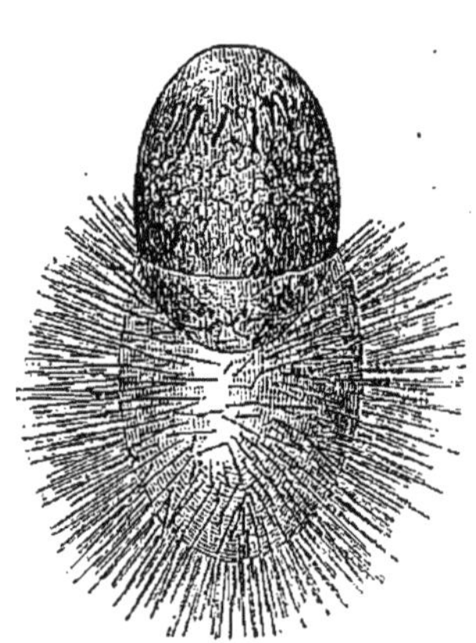

Fig. 46. — Embryon du *bothriocéphale large*, sortant de son enveloppe cilié.

Le développement de ce ver, le scolex de ce ver ne nous sont pas encore bien connus, malgré les recherches minutieuses de Knoch, Bertholus, Leukart. On sait que de l'œuf sort au bout de six mois une sorte de larve ciliée renfermant un *embryon hexacanthe* qui devient bientôt libre à son tour, on en a trouvé nageant librement dans l'eau, mais on ignore comment il se comporte ensuite. On présume que c'est par l'intermédiaire de certains poissons du genre saumon ou de certains oiseaux d'eau que nous retourne le scolex du botriocéphale et Knoch (1) pense que l'embryon peut se développer directement chez les chiens et que dans les localités où l'on boit l'eau de rivière on ingérerait directement l'embryon avec celle-ci; en un mot le germe de ce ver provient-il d'un cysticerque ou directement d'un œuf ?

On rencontre le bothriocéphale le plus souvent à l'état endémique, en Suisse, dans certains contrées de l'Allemagne, en Russie, en Suède, sur presque tout le littoral de la mer Baltique; il est inconnu en Afrique, en Amérique, en Asie et n'a été signalé qu'à Ceylan ; c'est surtout ceux qui habitent près de l'embouchure des fleuves, sur les bords des lacs, des rivières qui sont les plus atteints, et il paraîtrait rare, dans l'intérieur des terres où l'alimentation est différente et n'est plus composée exclusivement de poissons. Il est à remarquer que partout où vit le bothriocéphale, le tœnia solium ne se montre pas ou pour ainsi dire pas, si l'on en excepte cependant la Hollande, la Belgique où les deux vers existent simultanément. En France le botriocéphale ne se rencontre que dans les départements avoisinant la Suisse ou chez

1. Knoch (*Virchow's Archiv*, 1862).

des voyageurs l'ayant importé des pays où il est endémique. — On a noté la présence des deux vers chez le même individu.

Le bothriocéphale révèle sa présence, et avec le même degré de rareté, par les symptômes que nous avons énoncés.

Le diagnostic repose sur la nature des anneaux rejetés, sur le caractère des œufs. Pour le botriocéphale, les fragments rejetés sont généralement plus longs.

Comme *moyens prophylactiques*, se bien pénétrer des règles d'hygiène : usage exclusif d'eau filtrée, cuisson du poisson, etc.

Quant au *traitement*, la fougère mâle a contre ce ver une efficacité bien établie. On donne la poudre fraîchement pulvérisée des rhizomes dans un peu d'eau, à la dose de 10 à 20 grammes pour un enfant de 6 à 12 ans ; ou l'extrait éthéré dans du pain azyme, 0,50 centigr. pour les enfants en bas âge, 1 gramme pour les enfants de 6 à 12 ans. Quelques heures après, administrez de l huile de ricin.

ANCHYLOSTOME DUODENAL (découvert par **Dubini** (1) **en 1838**).

Ver de quelques millimètres, cylindrique, demi-transparent, à bouche large armée de quatre dents et tournée vers la face dorsale (ἀγκύλος courbé, στόμα bouche), à sexes séparés, vivant dans la partie supérieure de l'intestin grêle dans l'espèce humaine ; rencontré seulement jusqu'à ce jour en Italie, en Egypte (Bilharz et Griesinger (2), à l'instigation de Von Siebold), en Islande (Eschricht, suivant Gervais et Beneden), et à Mayotte (Grenet et Monestier), cependant en proportion telle, qu'à Milan, à certaines époques, sur 100 autopsies 20 révélaient l'anchylostome, qu'au Caire on en trouve dans presque chaque cadavre ouvert. Les anchylostomes sont généralement plusieurs centaines chez le même individu.

Ce ver enfoncerait sa tête dans la paroi intestinale et déterminerait, suivant Griesinger, des hémorrhagies internes, un écoulement continu, goutte à goutte, de

1. Dubini. *In Omodei annal. Univers de méd. di Milano*, 1843. — Entozoographia umana... Milan, 1849.
2. *Vierordt's archiv. für physiolog. Heilk.*, an XIII, liv. IV, p. 554 (cité par *Gaz. hebdom.*, 13 avril 1855) et *Zeitschpift für Wissench. zoolog.*, p. 55. Leipzig, 1853. — *Von Siebold Wiegmann's archiv.*, 1845.

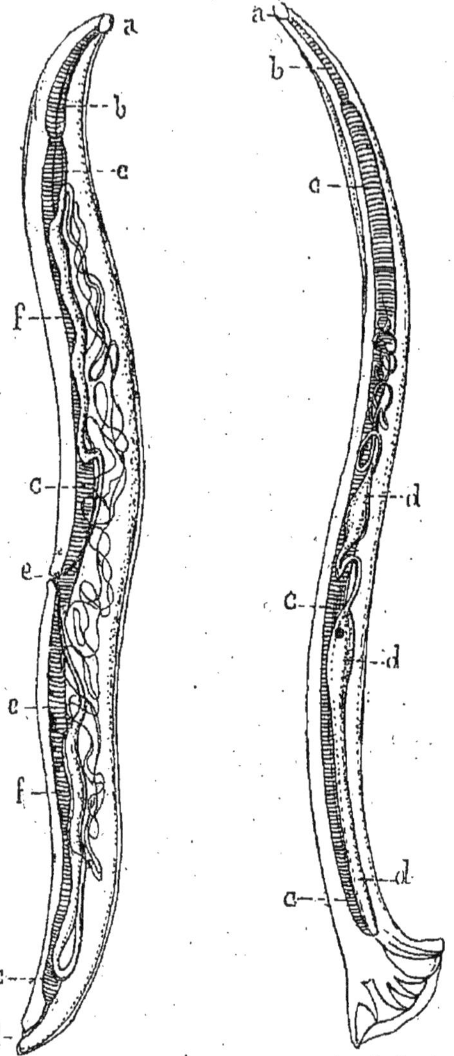

Fig. 47. — *Anchylostome duodénal*, femelle adulte (d'après Leuckart), *a*, bouche ; *b*, œsophage ; *c*, *c*, *c*, tube digestif ; *d*, orifice anal ; *e*, pore génital ; *f*, *f*, oviductes terminés par de longs ovaires filiformes.

Fig. 48. — *Anchylostome duodénal*, mâle adulte (d'après Leuckart), *a*, *b*, *c*, comme dans la figure précédente, *d*, *d*, *d*, organes reproductifs mâles.

sang et par suite une forme d'anémie qui en Egypte (chlorose d'Egypte) frapperait le quart de la population ; d'autre part Grenet et Monestier, Wucherer ont signalé la présence de l'anchylostome dans la maladie connue sous le nom de mal-cœur, cachexie africaine, opilacion.

DISTOME HETEROPHIE, Von siebold.

Ce ver trématode, découvert en Egypte en 1651 par Bilharz, a été trouvé en très-grand nombre dans l'intestin grêle d'un enfant et n'a été observé qu'une autre fois chez l'homme.

Il est long d'un millimètre, est ovale et aplati, blanchâtre et couvert de petites épines dirigées en arrière.

Les sexes sont réunis chez le même individu ; — il est ovipare.

PROTOZOAIRES ou INFUSOIRES.

Bactérium chainette (Dujardin) de la fièvre typhoïde ;
Vibrion rugule (Muller) des matières intestinales (Leuwenhoek) et du choléra (Pouchet) ;
Bacteridies intestinales (Davaine) ;
Cercomades des cholériques,
Paraméciens, etc...

Sont-ce des animalcules ou des végétaux ? Les zoologistes les rangent parmi les animaux ; leur organisation est d'une extrême simplicité, et n'était la contractilité qu'ils possèdent, ils ne différeraient pas de certaines productions végétales pourvues de cils vibratils. Pour M. Davaine ce sont des végétaux. Nous les signalons incidemment en raison de leur séjour normal, mais ils ne sont pas de notre cadre.

Ces corpuscules sont des parasites de l'intestin, introduits vraisemblablement par le véhicule de l'atmosphère ou par l'eau des boissons. Ils ne se rencontreraient que rarement chez l'enfant à l'état de santé, ils se développent principalement dans certaines maladies à flux intestinaux (choléra, dyssenterie, fièvre typhoïde, tuberculose intestinale, entérite, etc.); leur pullulation se fait avec une rapidité incroyable. Une fois au dehors, évacués avec les selles, ils ne tardent pas à mourir. — On ne doit par les confondre avec les vers qui se développent dans les substances animales et végétales se putréfiant à l'air libre.

Quel rôle jouent ces corpuscnles dans l'apparition des maladies ? sont-ce des agents chimiques ? leur action a-t-elle lieu à l'état de germe ? Mais on ignore encore l'organisation de ces germes ! Est-ce à l'état adulte ? Mais on rencontre chez les enfants en santé même les vibrions du choléra ! Est-ce par leur multiplication, à l'instar des trichines ? Mais c'est le milieu seul, c'est-à-dire l'abondance de la sécrétion morbide qui favorise cette multiplication et il faut alors admettre que la maladie existait déjà depuis un certain temps. — On trouve des bactéries dans l'expectoration de malades atteints de rougeole, de coqueluche, etc. ? Mais ces bactéries paraissent s'être formés à l'air libre !.... En un mot, le sang humain contenant des gaz et des germes bactériques, est-ce la maladie qui développe les bactéries ou les bactéries qui engendrent la maladie ; l'infusoire confirme-t-il, accentue-t-il la maladie, sommes-nous à la veille d'une nouvelle nosologie parasitaire ? La question en est là de nos jours (1).

1. On commence à admettre que les bactéries, les vibrions et les bactéridies sont des végétaux, les cercomades et les paraméciens des infusoires.

CHAPITRE II.

VERS VIVANT HORS DU CANAL INTESTINAL.

Les vers qui vivent en parasites hors de l'intestin sont 1° ceux qui ayant pour séjour normal l'intestin quittent ce canal pour s'engager par une voie préexistante, accidentelle ou naturelle, dans un organe quelconque du corps ; nous les avons examinés dans le chapitre précédent ; — 2° les suivants : la *trichine*, ver musculaire ; la *filaire*, ver du tissu cellulaire ; la *douve*, ver du foie et des voies biliaires ; le *strongle à longue gaine*, ver des voies respiratoires ; les *échinocoques* et exceptionnellement les *cysticerques*, scolex de vers pouvant se rencontrer dans tous les organes, dans tous les tissus du corps humain ; le *distome ophthalmobie*, ver du globe de l'œil. Le *distome hematobie*, ver hématozoaire ou du système sanguin, le *strongle géant*, ver des voies urinaires, la *linguatule*, ver rencontré chez l'adulte à la surface de plusieurs organes, et aussi dans l'intestin ; l'existence de ces trois derniers vers chez l'enfant n'est pas encore bien établie.

Ver du tissu musculaire.

TRICHINE.

Trichina spiralis, Owen (Trichine spirale).
Découverte par Richard Owen en 1835, étudiée par J. Leidy en 1847, regardée dès 1860 par Zenker, Virchow comme constituant une maladie spéciale de l'espèce humaine (trichinose) et pouvant se montrer sous forme épidémique ; objet depuis lors d'un grand nombre de travaux très-importants (1).

La trichine, contrairement aux autres vers, ne vit que transitoirement à l'état adulte, sa manière d'être est l'enkystement qu'expliquerait son séjour naturel dans les muscles et non dans les organes creux.

Quand la trichine, alors encore sous forme de vésicule, est ingérée avec la chair de l'animal contaminé et arrive dans l'estomac ou dans l'intestin, elle s'y dépouille de sa capsule que dissolvent du reste les sucs intestinaux, s'y développe très-rapidement (en 2 jours) et se présente sous l'aspect d'un ver filiforme,

1. Owen. *Transact. of the zoolog. soc.* London, 1835. — Leukart. *Untersuchungen über trichina spiralis*, Leipzig, 1860. — Zenker. *Ueberdie trichinenkrankheit des menschen* (*Virchow's archiv für pathol. anat.* 1860). — Virchow. — Freidreich. *Ein Beitrage zur pathologie* (*Archiv. für pathol. anat.* 1862). — Lasègue (*Archiv. gén. de méd.*, 5e série, t. XX, 1862 et 6e série, t. III, 1864). — Davaine (*Compt.-rend. de la Soc. de biolog.*, 3e série, t. IV, 1862, et Paris, 1863). — Rodet (*Thèse de Paris*, 1865). — Scoutetten. — Delpech (*Annal. d'hyg. publiq.* 1866, t. XXVI). — Pietra Santa (*Gaz. méd. de Paris*, 1866). — G. Colin (*Compt.-rend. de l'acad. des Sc.*, 1er juin 1868), etc.

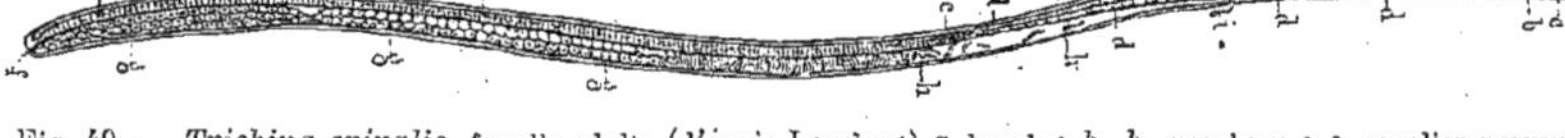

Fig. 49. — *Trichina spiralis*, femelle adulte (d'après Leuckart) *a*, bouche; *b*, *b*, œsophage ; *c*, ganglion nerveux; *d*, *d*, *d*, portion du tube digestif accompagnée d'une rangée de grosses cellules ; *e*, *e*, *e*, partie postérieure ou stomacale du tube disgestif ; *f* anus ; *g*, *g*, *g*, ovaire rempli d'œufs ; *h*, *h*, jeunes trichines, sorties des œufs ; *i*, jeune trichine sortie par le pore génital.

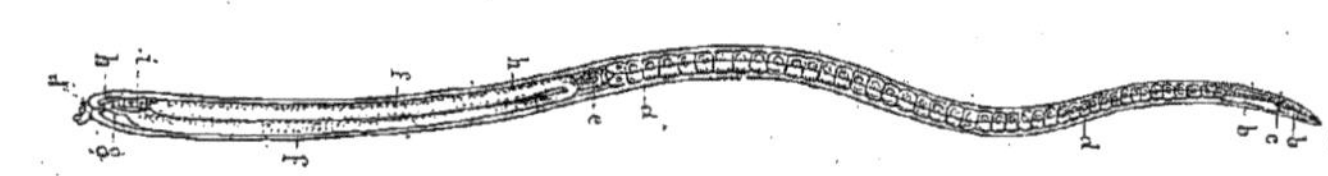

Fig. 50. — *Trichina spiralis*, mâle adulte (d'après Leuckart), *a*, *b*, *c*, *d*, *e*, comme dans la figure précédente; *f*, *f*, testicule; *g*, canal déférent ; *h*, cloaque ; *i*, partie inférieure du tube digestif ; *j*, orifice anal.

blanc, transparent, roulé en spirale, long de 2 à 5 millimètres, ayant un tube digestif à ouverture buccale simple et terminée par une ampoule rectale. Le mâle est le plus petit et la femelle dès le 6e jour est chargée d'œufs. L'œuf ne tarde pas non plus à se rompre et le jeune s'échappe vivant du corps de la mère ; il se meut librement dans les mucosités intestinales et bientôt perforant la paroi de l'intestin il pénètre dans la cavité de l'abdomen, de là dans le diaphragme, les muscles du tronc, et, en suivant les vaisseaux du tissu cellulaire intermusculaire, dans les autres muscles du corps. A l'endroit où il s'arrête pour se fixer définitivement, le jeune s'entoure d'une capsule empruntée au tissu cellulaire circonvoisin, modifié par l'irritation qu'y détermine sa présence, et il revêt alors la forme sous laquelle il a été ingéré: c'est un petit kyste ovoïde de 0^{mm},8 à 1 millimètre sur 0^{mm},5, renflé en boutons aux deux extrémités du grand diamètre, transparent, à travers lequel on aperçoit le petit ver, blanchâtre, long de 0^{mm},8 à 1 millimètre, large de 0^{mm},008 à 0^{mm},02. — Quatorze jours ont suffi pour le développement et la migration du jeune, deux mois pour la formation complète de la capsule.

La durée du kyste est indéterminée, cependant au bout d'un certain temps l'embryon finirait par mourir et subirait la transformation crétacée. Le nombre des kystes est généralement considérable pour le même muscle et parfois incalculable : Leukart estime que 4 grammes de chair de porc infectée peuvent contenir jusqu'à 40,000 kystes.

Tous les muscles striés, à l'exception du cœur, peuvent être atteints; dans les muscles des membres, ces kystes et surtout les embryons encore libres, migrateurs, se montrent plus abondants dans le voisinage de l'insertion tendineuse, point d'origine des gaines aponévrotiques et de leurs prolongements membraneux.

En résumé, à l'état adulte, état temporaire, la trichine vit dans le tube digestif où elle est née, les mâles et les femelles s'y accouplent, et après la ponte le rôle des parents étant terminé, ceux-ci disparaissent avec les selles; à l'état de larve, état permanent, la trichine vit dans les muscles. La trichine habite ainsi un seul et même hôte et se perpétuerait dans la même espèce chez les animaux qui s'entre-dévoreraient; mais les choses se passent rarement ainsi dans la nature : les *porcs* qui paraissent les plus aptes à la propagation prendraient la trichine des rats dont ils sont très-friands et les rats en seraient atteints en mangeant les détritus des abattoirs.

Dans l'espèce humaine, d'après toutes les observations faites jusqu'à ce jour, la seule cause de l'apparition de la trichine réside dans l'usage de viande de porc chargée de ces vers, quand cette viande est mangée crue ou insuffisamment cuite, ces vers n'étant complétement détruits que par une chaleur de 100°. — A genre d'alimentation semblable, l'enfant y sera donc aussi sujet que l'homme.

C'est surtout en Allemagne où la chair de porc se

mange à peine cuite et même crue, que s'est produit le plus grand nombre des cas de trichinose ; et à certaines époques il y a eu dans l'Allemagne septentrionale comme de véritables épidémies. Le débit commercial à un grand nombre de personnes de morceaux d'un porc infecté explique la propagation du mal sur un même point d'une localité. On a signalé la trichinose en Hongrie, en Danemarck, en Suisse, en Belgique, en Hollande, en Angleterre : elle n'aurait été rencontrée en France que par Cruveilhier (1).

Symptômes. — Les symptômes ne se montrent que quelques jours après l'ingestion de la viande contenant des trichines, le début est marqué par un frisson unique ou répété, de la fièvre et des signes d'irritation gastrique, inappétence, soif, nausées et même vomissements ; il y a de la constipation, rarement de la diarrhée ; les malades sont abattus, ont un sentiment de malaise général, de la courbature et des douleurs dans les membres. — Cette période de début ou période gastrique paraîtrait correspondre à la fixation des jeunes trichines à la paroi intestinale qu'ils commenceraient à traverser.

Après quelques jours surviennent des phénomènes dyspnéiques, anxiété précordiale, oppression, accès de suffocation, provoqués sans doute par la migration des trichines à travers le diaphragme et les muscles intercostaux, enfin de l'œdème de la face que suit

1. *Traité d'anatomie pathologique générale*, 1856, t. II, p. 64.

bientôt (3 à 4 jours) l'œdème des membres et surtout des membres inférieurs. L'altération de la voix, l'aphonie, la difficulté à mâcher, à avaler indiquent que les muscles du larynx, du pharynx, de la langue, etc., sont envahis à leur tour. En même temps la fièvre augmente, la peau est couverte de sueurs et les douleurs musculaires et articulaires deviennent intolérables.

Cet état s'aggravant par la violence de la fièvre, par le délire, l'épuisement rapide des forces, l'apparition de l'œdème pulmonaire (trichines dans les muscles respiratoires) peut se terminer par la mort dès la fin du 1er septenaire ; mais l'issue funeste ne survient généralement que dans la 2e ou 3e semaine.

Heureusement qu'il en est rarement ainsi, ces symptômes sont loin d'être toujours aussi accentués, aussi typiques, ils sont en rapport avec le nombre de trichines et peuvent même faire défaut. Cependant, que la maladie ait suivi une marche ascendante ou se soit montrée bénigne, la guérison ne s'obtient que très-lentement, qu'au bout de plusieurs semaines, et elle coïnciderait avec l'enkystement des vers, qui dès lors ne produisent plus d'accidents. Nous savons que le jeune met 2 mois à s'entourer d'une capsule complète.

Diagnostic. — Le diagnostic dans la première période peut être assuré par la constatation des trichines dans les selles, dans la période d'état par l'examen microscopique de petites portions de muscles prises sur le vivant à l'aide du harpon de Middeldorpff ou de l'emporte-pièce de Duchenne (de Boulogne). Les symptômes, la marche de la maladie, les commémoratifs, les antécédents du malade, l'apparition contemporaine de trichinose chez un grand nombre de personnes d'une même localité suffisent généralement à établir le diagnostic pour n'avoir pas à recourir à ce moyen.

Anatomie pathologique. — A l'autopsie d'individus morts de trichinose on n'a trouvé rien autre que l'hypérémie de la muqueuse intestinale, l'examen des organes n'a fourni aucun résultat constant ni caractéristique, et ces organes étaient souvent dans leur état habituel. Les muscles chargés de trichines libres paraissaient seuls œdémateux ; au microscope on constatait qu'en certains endroits les fibres musculaires offraient un aspect granuleux et étaient dépourvues de leurs stries transversales.

Prophylaxie. — Ne jamais manger de viandes crues de porc, de viandes de jambons et des saucisses faiblement salées et incomplètement fumées, des boudins insuffisamment cuits, s'ils n'ont pas été examinées au microscope ou s'ils n'ont pas subi une cuisson prolongée de 100°. Toute la prophylaxie est là et en l'observant scrupuleusement la maladie disparaîtrait à jamais.

Traitement. — Le traitement n'a d'efficacité qu'autant que les trichines sont encore dans le tube digestif, c'est-à-dire dans les premiers jours suivant l'ingestion de la viande infectée et au plus tard dès les premiers symptômes; des purgatifs répétés concurremment avec l'administration de l'essence de térébenthine feront rejeter à coup sûr ces hôtes incommodes. Mais une fois dans les muscles les trichines ne peuvent plus être expulsées ni détruites et il n'y a plus rien à espérer du traitement; cependant on soutiendra les forces du malade pour lui permettre de parvenir au terme de l'enkystement et la thérapeutique sera toute symptomatique.

Nous avons dit qu'un ver quel qu'il soit ne pouvait être cause de maladie, ne pouvait tout au plus donner lieu qu'à des symptômes réflexes, mais que ceux-ci n'étaient jamais pathognomoniques et disparaissaient sitôt le ver expulsé et nous avons vu que l'expulsion était toujours facile et à notre disposition. La trichine paraîtrait faire exception à cette règle. On admet une maladie trichinose, à symptômes caractéristiques, à marche bien définie, maladie telle qu'elle peut être diagnostiquée sans examen direct des trichines sur de petites portions de chair musculaire vivante; de plus, l'expulsion des trichines de l'économie n'est possible que quand elles sont encore dans l'intestin.

Eh bien, ici encore nous ne devons considérer le ver que comme corps étranger, les symptômes qu'on lui dit propres ne sont que ceux que détermineraient des myriades de poussières insolubles qui envahiraient nos tissus, se substitueraient à eux et agiraient par compression sur les systèmes circulatoire, nerveux, etc. ; et la preuve est qu'aucune autopsie n'a pu révéler de lésions anatomiques. Faudrait-il admettre avec les Allemands un empoisonnement trichineux, considérer le ver sous un troisième aspect, après le ver intestinal proprement dit, après le ver musculaire avoir un ver infectueux, une maladie infectueuse, analogue à celles qu'on a dit provoquées par un « contagium vivum » par la pénétration d'organismes inférieurs dans le corps humain, que les trichines constituant une maladie infectueuse n'appartiendraient plus pour le médecin à l'helminthologie, mais à une section de la pathologie spéciale. Mais en pareil cas, dans les maladies infectueuses, ne sont-ce pas plutôt des corpuscules végétaux qui interviennent ? quel rapport existe-t-il entre l'action de corps organisés végétaux, chimiques, fermentescibles et l'action de corps organisés animaux, immuables, décomposables seulement qu'à l'extérieur, sous l'influence de l'air ?

Quant à cette condition pour l'embryon de perforer les parois, de se livrer passage à travers le tissu cellulaire pour arriver dans les muscles, ne faut-il pas voir là plutôt qu'une véritable perforation un phénomène de nature moléculaire, le fait du mécanisme de la pénétration tel que le décrit le dictionnaire de médecine de Littré et de Robin, c'est-à-dire la résorption, la disparition molécule à molécule de la substance de ces parois, de ces tissus, devant le corps embryonnaire exerçant sur elle une certaine pression, cette substance se reformant molécule à molécule sitôt le passage de l'embryon effectué et reprenant successivement la place qu'il occupait auparavant ?

Vers du tissu cellulaire interorganique.

FILAIRE.

Filaria medinensis, Gmelin (Gordius medinensis, Linné ; Dragonneau, ver de Médine ou de Guinée).

La filaire ne devrait pas figurer dans notre cadre, elle ne s'est rencontrée jusqu'à ce jour que dans les régions tropicales de l'Asie et de l'Afrique et n'existe en Amérique que dans les pays (Antilles, mêmes latitudes) où émigrent des indigènes de ces deux parties du monde ; des 17 cas que l'on connaisse pour l'Europe (dont cinq pour la France), un seul concerne un enfant, c'est celui de Ruysch (1), et tous ont rapport à des individus revenant de pays où ce ver est endémique.

La filaire est un ver cylindrique, de couleur blanche, d'une longeur variant depuis quelques centimètres jusqu'à trois mètres et plus, sur un millimètre de largeur ; il est flexueux ou roulé en cercle. Son organisation ne nous est pas bien connue, on sait que les femelles arrivées à maturité présentent une cavité centrale remplie d'une quantité innombrable d'embryons

1. Ruysch. In opera omnia, *Thès. anat.* III, n° 14, p. 13 ; ver de médine à la main d'un enfant, pièce anatomique conservée.

(et non pas d'œufs). L'embryon atténué à chaque extrémité, avec indices de valves à la bouche, est long de 0^{mm},75 sur 0^{mm},01 de large (Robin).

L'embryon se développe-t-il alors sur place ou doit-il achever son développement au dehors pour retourner dans nos tissus ? Par ces considérations que les filaires n'existent que sous certaines latitudes, se montrent surtout nombreuses à la suite de temps pluvieux, qu'ils jouissent comme les rotifères, les tardigrades, etc., de la propriété de reviviscence (1), c'est-à-dire celle de reprendre vie sous l'action de l'humidité après être restées quelques heures et même quelques jours comme momifiés par le rayonnement d'une très-forte chaleur, on admet plus généralement ce dernier mode et on pense que l'embryon une fois transformé pénètre directement au travers de la peau, que là il doit subir avant d'ac-

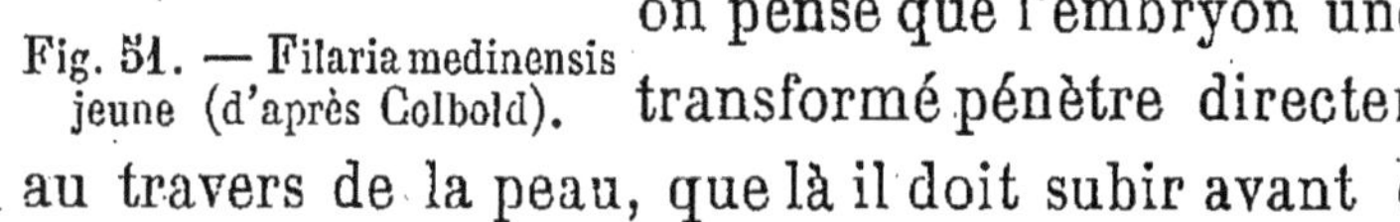

Fig. 51. — Filaria medinensis jeune (d'après Colbold).

2. Robin. *Comptes rendus* de la Société de biologie, 2e série 1855, t. II, p. 35.

quérir toutes ses dimensions de filaire un temps d'arrêt (période d'incubation a-t-on dit) variant entre quelques mois et une, deux et même trois années. — Quelques auteurs ont cependant avancé que l'embryon ingéré avec l'eau des boissons pouvait pénétrer dans nos tissus par les voies digestives. Ces deux conditions de milieu : chaleur et humidité, qui semblent dominer le développement de ce ver, expliqueraient comme quoi la propagation doit se faire surtout par l'eau, mais plus vraisemblablement par l'eau mouillant le corps, et ce sont en effet les membres inférieurs qui sont le plus souvent envahis, les indigènes marchant généralement pieds nus (1).

Ce ver, rarement unique, ne respecte ni âge, ni sexe, ni race ; tous, indigènes et voyageurs, sont aptes à le prendre. Il siège sous la peau, dans le tissu cellulaire sous-cutané, — rarement plus profondément, — dans un endroit quelconque du corps, mais préférablement aux membres inférieurs, et est perceptible à la vue et au toucher. On a signalé des filaires sous la conjonctive et dans l'orbite, autour du globe de l'œil (2), Guyon pense qu'il s'agit du même ver ; à la langue chez un nègre de 12 ans (3) ; on peut en ren-

1. L'embryon ne perforerait pas la peau, mais s'engagerait, dit M. Davaine, dans le conduit excréteur d'une glande sudoripare dont le calibre est également d'un centimètre de millimètre comme l'épaisseur de l'embryon lui-même, ou dans la gaîne des poils et arriverait ainsi dans le derme (voir aussi à Trichine le mécanisme de la perforation).

2. Cas de Béjon, pour une négresse de sept ans. — Mémoire pour servir à l'histoire de la Guyane française, Paris, 1779.

3. Cas de Clot Bey. — Aperçu sur le ver dragonneau observé en Egypte. Marseille, 1830.

contrer au nez, à la mamelle, au scrotum, à la verge, à l'anus, à la main.

Symptômes. — Les phénomènes que déterminent ce ver sont d'ordre chirurgical : c'est d'abord une démangeaison plus ou moins vive de la partie occupée par le ver, que suit bientôt l'apparition d'une tumeur à forme furonculeuse. Celle-ci sera indolente et pourra durer quelques mois ou se comportera comme un abcès franchement inflammatoire ; elle s'accompagnera alors de quelques phénomènes généraux et ouverte soit spontanément, soit par l'instrument; elle livrera passage au ver, roulé le plus souvent sur lui-même, et avec lui aux embryons, origine de nouvelles générations.

Quelquefois le ver ne sort pas en totalité, se rompt par la trop forte traction exercée sur lui ; de bénin qu'était le phénomène, celui-ci peut acquérir alors une certaine gravité : ce bout de ver s'engageant souvent plus profondément dans les tissus et y causant les accidents des corps étrangers que vient compliquer encore l'irritation due à la présence du grand nombre d'embryons mis ainsi en liberté et disséminés dans la masse du membre.

Le pronostic favorable généralement n'est donc réservé que dans ces cas possibles (phlegmon diffus, suppuration étendue, décollement, gangrène et même quelquefois mort).

Le diagnostic est facile, sauf les cas où le ver est profondément situé.

Le traitement consiste en l'extraction par l'incision.

Vers du foie et des voies biliaires.

DOUVE DU FOIE.

(Distoma hepaticum, Abildgaard; Fasciola hepetica, Linné 1767).

Ver trématode, aplati, de 2 à 3 centimètres, large de quelques millimètres, à forme ovale lancéolée, susceptible de s'étendre et de se raccourcir, non distinctement annelé; à tube digestif présentant des ramifications multiples, mais n'offrant qu'une seule ouverture, orifice buccal, — tout près de la bouche se trouve la ventouse ventrale ou d'adhérence; à organes sexuels bien développés et réunis sur le même individu ; ovipare.

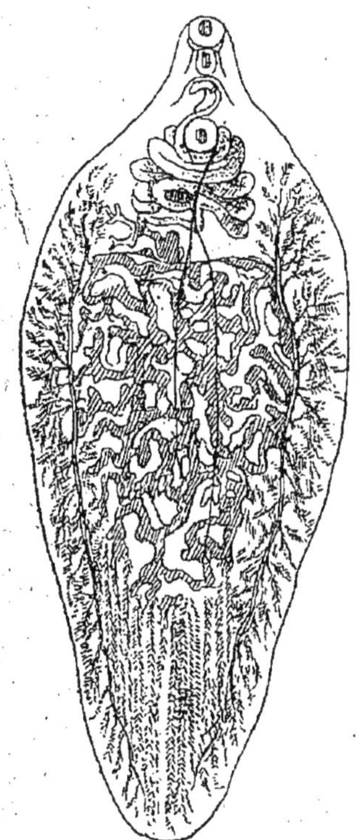

Fig. 52. — *Distoma hepaticum* (d'après Leuckart).

Le développement et les migrations de la douve ne nous sont pas encore connus.

Ce ver, spécial au bœuf et au mouton chez lesquels il déterminerait la cachexie aqueuse, ne se voit qu'exceptionnellement dans l'espèce humaine. On le rencontre dans les voies biliaires, on l'aurait même trouvé dans la veine porte et dans des tumeurs inflammatoires sous-cutanées (abcès situé à l'occiput contenant des distomes chez un enfant de 25 mois, observ. citée par M. Davaine page 319).

Il ne causerait aucun acccident appréciable.

Vers des voies repiratoires.

STRONGYLUS LONGEVAGINATUS, Diesing

(Strongle à la longue traîne).

Jortsits a trouvé ce ver dans le parenchyme des poumons d'un enfant de 6 ans, il n'aurait jamais été observé depuis.

Long d'un centimètre, à organes sexuels bien développés chez le mâle et la femelle, ce ver serait vivipare.

Scolex de vers pouvant se rencontrer dans une partie quelconque du corps de l'enfant.

ECHINOCOQUES.

Scolex du tænia echinococcus, de Siebold.

Le tœnia echinococcus long de $3^{mm},5$ ne présente généralement que trois anneaux, les deux premiers peu marqués, le dernier possédant seul les organes génitaux. La tête est pouvue d'une trompe, d'une couronne de 38 crochets et de 4 ventouses.

Les echinocoques sont pour le tœnia echinococcus ce que les cysticerques cellulosæ sont pour le tœnia solium, ce sont les scolex de ce ver.

Leur embryon ou proscolex est le *kyste hydatique* : vésicule hyaline composée de deux membranes, l'une extérieure, lamelliforme, blanchâtre, l'autre d'aspect granuleux, membrane fertile (Robin). C'est à la face interne de cette membrane fertile que naîtront par bourgeonnement les échinocoques : la membrane s'épaissit, présente par place de petits mamelons qui se déprimant en godet à leur

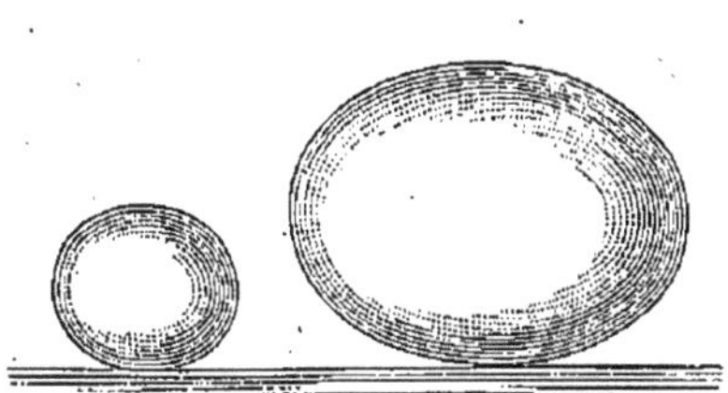

Fig. 53. — *Hydatides* ou *kystes hydatiques* ordinaires d'après Laboulbène).

sommet offriront bientôt au fond de cette cavité une saillie claire arrondie, indice de la trompe imper-

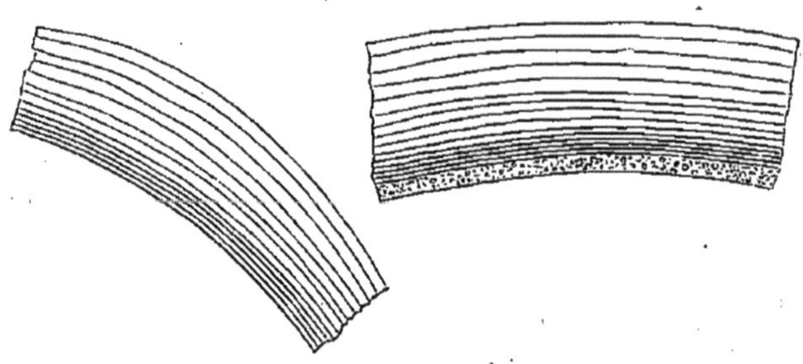

Fig. 54. — *Fragments* hachés de *membrane hydatique* vus par la tranche, ils offrent une disposition lamelliforme. A droite le fragment est revetu à la face interne de la couche germinale granuleuse.

forée, puis apparaîtront derrière la trompe les crochets et enfin les ventouses. L'échinocoque est dès

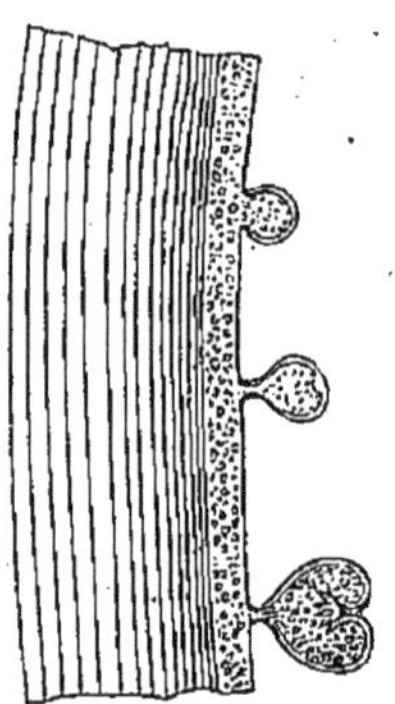

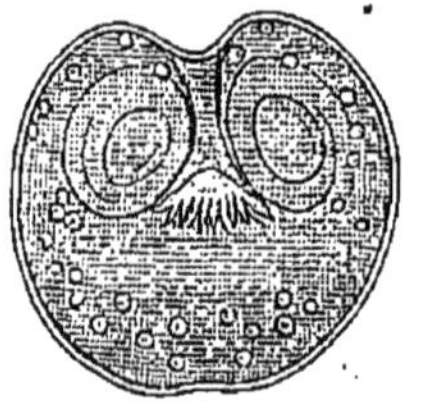

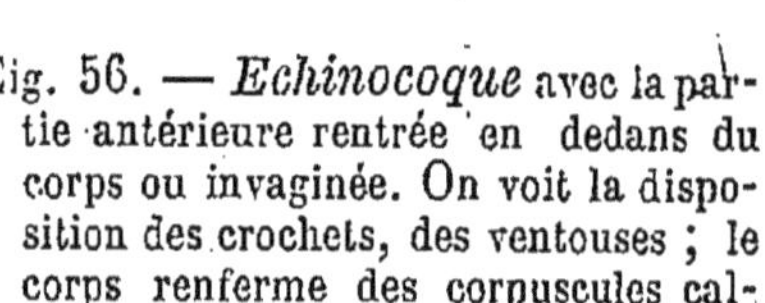

Fig. 55. — *Fragment d'hydatide* revêtu de la membrane germinale et montrant de haut en bas le développemnt de l'*échinocoque* (d'après Laboulbène).

Fig. 56. — *Echinocoque* avec la partie antérieure rentrée en dedans du corps ou invaginée. On voit la disposition des crochets, des ventouses ; le corps renferme des corpuscules calcaires (d'après Laboulbène).

lors formé, chaque mamelon a produit le sien; l'échinocoque est représenté par cette tête de ténia susceptible de saillir à volonté du mamelon et par ce mamelon qui lui constituant un corps (1) s'étranglera à sa base et finira par se détacher de la membrane

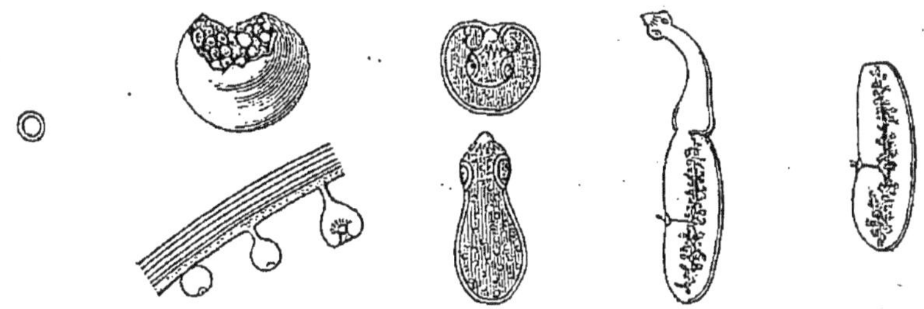

Fig. 57. — Développement du *ténia échinocoque* : *a*, œuf ; *b*, hydatide et sa membrane germinale ; *c*, échinocoque ; *d*, strobile ; *e*, proglottis (d'après Laboulbène).

fertile. L'échinocoque ést donc un ténia sans anneaux et conséquemment sans organes sexuels ; sa grandeur est de $0^{mm},2$ à $0^{mm},25 = 200\mu$ à 250μ, quand la tête est rentrée, et elle parvient à trois dixièmes de millimètre quand l'animal allonge la tête au dehors.

Le kyste hydatique, qu'entoure souvent sans lui être propre une troisième membrane, membrane adventice, provenant d'une végétation du tissu conjonctif circonvoisin, est généralement rempli d'échinocoques, que baigne un liquide citrin ou opalin. Un kyste hydatique non pourvu de la membrane fertile est stérile et ne renferme que ce liquide.

1. Le corps est parsemé de granulations formées de carbonate de chaux et de phosphate de chaux, unis à une substance organique (Laboulbène, *Mém. de laSoc. de biologie*, 5e série, t. II, p. 57, 1827.)

La grosseur du kyste varie du volume d'une tête d'épingle à celui du poing. Arrivé à un certain degré de développement, après une durée de quelques années à 10, 20, 30 ans, le kyste peut mourir, il s'affaisse,son contenu se trouble et finit par se convertir en une matière soit onctueuse, soit semblable à du mastic ou subir une dégénérescene crétacée et même osseuse.

Le tœnia echinococcus à l'état adulte n'est spécial qu'au chien, il vit dans son intestin grêle. A l'état d'hydatide, on rencontre l'échinocoque dans l'espèce humaine et aussi chez le mouton, le bœuf et le porc.

Observé dans presque tous les pays, l'échinocoque a sa plus grande fréquence en Islande, où il peut être considéré comme endémique, on l'attribue à la cohabitation ordinaire dans ce pays de l'homme et des chiens.

La seule cause de l'apparition des échinocoques chez l'enfant est l'introduction d'œufs du tœnia echinococcus dans ses voies digestives et leur pénétration dans ses tissus. On ignore à l'aide de quel véhicule s'opère cette ingestion.

On n'aurait pas signalé d'hydatide (autrement dit d'échinocoques renfermés dans leur kyste commun) avant l'âge de deux ans et on en serait rarement atteint avant l'âge de dix ans ; il faut remarquer que l'hydatide peut demeurer plusieurs années dans le corps sans attirer l'attention par des symptômes et même n'en jamais déterminer.

L'hydatide a été rencontrée dans tous les organes, dans tous les tissus et même dans le système osseux, mais aucun organe n'est aussi souvent atteint que le foie. Les hydatides, plus ou moins nombreuses elles aussi (hydatides filles) dans une même enveloppe (hydatide mère), ne forment généralement chez le sujet atteint qu'une seule tumeur que revêt la membrane adventice.

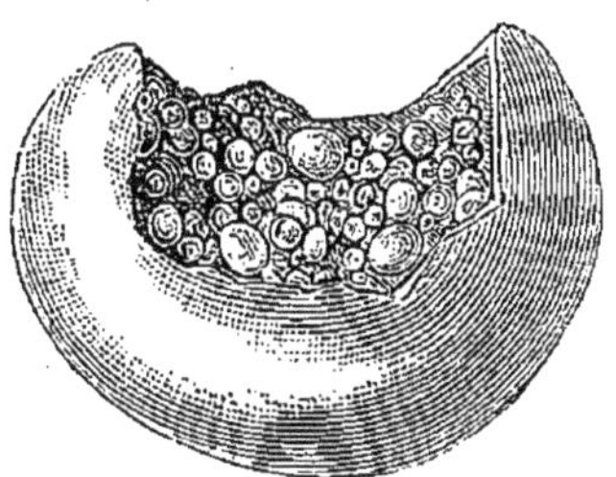

Fig. 58. — *Hydatide ouverte* renfermant des hydatides plus petites.

Symptômes. — D'une manière générale le kyste hydatique ne détermine de symptômes qu'autant qu'il gênera le fonctionnement de l'organe qui le contient, qu'il aura acquis un certain volume ou qu'il se rompra. Mais quels que soient ces signes et à part l'évacuation possible d'hydatides par l'expectoration, le vomissement, les selles, les urines par suite de rupture du sac dans les conduits respiratoires, digestifs, urinaires, nous ne pouvons reconnaître la présence de ce kyste, apprécier sa nature que s'il s'est développé dans un organe accessible à nos moyens d'exploration, le foie par exemple.

On sent alors une tumeur plus ou moins volumineuse, rappelant dans son ensemble la forme de l'organe envahi, offrant quelquefois à sa surface des proéminences plus ou moins saillantes, tumeur d'une consistance un peu molle quoique rénittente, élastique, présentant souvent une fluctuation manifeste, et parfois un frémissement que l'on a comparé à celui que l'on ressent en frappant du doigt une masse de gelée un peu compacte, *frémissement hydatique*, signe caractéristique qui résulte du choc des vésicules enfermées dans le même sac.

Avec ce signe et la ponction exploratrice du kyste superficiellement situé, le **diagnostic** est assuré.

Le **traitement** *médical* par le chlorure de sodium (Laennec), l'iodure de potassium (Hawkins), par l'acide phénique, par les mercuriaux, par le Kamala (Hjaltclin) (1) n'a donné aucun résultat. Le traitement chirurgical est le seul efficace : l'ouverture du kyste une fois fluctuant, s'il est accessible à notre intervention. La ponction doit être suivie de l'évacuation complète du liquide sous peine d'accidents graves ; une seule ponction peut amener la guérison, mais à la condition, s'il s'agit d'une hydatide mère, de vider complètement le kyste (2).

Les **moyens prophylactiques** sont ceux que Krabbe (3) a conseillés pour l'Islande : 1° réduire le nombre des chiens au strict nécessaire pour la garde

1. Hjaltclin. Sur le traitement des hydatides en Islande (*Archiv. de méd. navale*. 1869).

2. Laboulbène. *Des helminthes cestoïdes de l'homme*. Paris, 1877.

3. Krabbe. *Recherches helminthologiques* en Danemark et en Islande. Copenhague, 1866.

des troupeaux ; 2° ne pas les laisser entrer dans les habitations et avoir avec eux le moins de contact possible ; 3° ne pas leur donner à manger les chairs d'animaux domestiques, porc, bœuf, mouton, infectés, mais enfouir ou détruire ces chairs ; 4° traiter les chiens atteints de ténia.

CYSTICERQUES.

Les cysticerques, spéciaux aux porcs et scolex du tœnia solium, peuvent exceptionnellement se rencontrer dans l'espèce humaine. Chez les enfants on en a signalé dans le cristallin, dans la chambre antérieure, dans les parties profondes de l'œil et sous la conjonctive (Sichel, mém. pratiq. sur le cysticerque observé dans l'œil humain, revue médico-chirurgicale de Malgaigne, 1843-44-47-57 et iconographie ophthalmologique, Paris 1852-1859. — De Grœfe, traduit en franç. par Ed. Meyer in clinique ophthalmologique, Paris 1867) ; dans la langue (Davaine p. 633) ; à la face (d°) ; dans les poumons (Bonnafox de Mallet, Davaine p. 630) ; on peut en rencontrer dans un endroit quelconque du tissu cellulaire intermusculaire

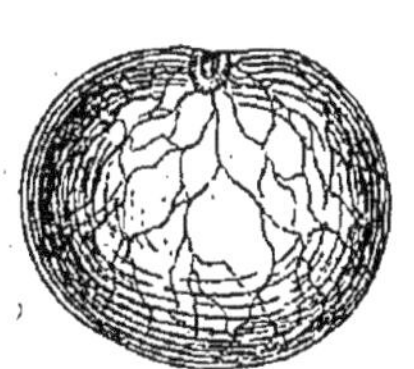

Fig. 59. — Cysticerque du *Tœnia solium*.

du tronc et des extrémités, et même dans le cerveau (Bouchut, gaz. des hop. 1857 ; Boyron; Becoulet et Giraud, ann. medico-psychologiques, novemb. 1872); mais ils sont pour ainsi dire inconnus dans le foie et les organes viscéraux, parties du corps que recherchent davantage les hydatides.

Le cysticerque, généralement solitaire, est renfermé dans un tout petit kyste qui n'a pas tendance à augmenter de volume ; et n'était la possibilité de sa présence dans le cerveau ou l'œil, on n'aurait guère à le redouter.

On arrive à tuer le cysticerque par l'injection de quelques gouttes d'alcool ou de teinture d'iode ou au moyen de l'électricité ; M. Broca (1) perce les petits kystes avec une aiguille à cataracte, et il en a vidé ainsi 375 dans l'espace de deux mois et demi.

Vers de l'œil.

Distome ophthalmobie. (Gescheidt.)

Ver trématode, ovale, lancéolé, de moins d'un millimètre — rencontré sous la capsule du cristallin d'un enfant de cinq ans, affecté de cataracte congéniale.

1. Cité dans la thèse de M. Boyron. Paris, 1876.

Vers se rencontrant probablement chez les enfants.

Linguatule. (Pentastomum constrictum, de Siebold ; linguatula serrata, Frœlich.)

On a signalé quelquefois chez l'homme, à la surface du foie, dans les sinus frontaux, le larynx, les poumons, le péritoine, des petits kystes contenant de jeunes linguatules. A Dresde, Zenker en a observé sur dix cadavres d'adultes. De Siebold avait rencontré ce ver en Egypte dans l'intestin grêle de nègres. Heschl en a trouvé à Vienne. Le jeune est un animal de quelques millimètres, à corps mou, oblong, aplati, à bords denticulés.

Aucun phénomène n'avait trahi la présence du ver du vivant de son hôte.

Vers des voies urinaires.

Strongylus gigas, Rudolphi (Strongle géant).

Ver nématode de 15 centimètres à 1 mètre de long, sur quelques millimètres de large, cylindrique , de couleur rougeâtre, à sexes séparés, ovipare.

L'existence de ce ver dans l'espèce humaine n'est pas absolument certaine, mais très-probable; il a été rencontré chez les animaux domestiques, cheval, chien, etc.., son siége est le rein et par migration les conduits urinaires.

Hématozoaires. — Vers du système sanguin.

Distome hœmatobie, Bilharz 1851 (Gynœcophorus hœmatobius, Diesing, 1858).

Ver trématode, de quelques millimètres, à sexes séparés, ovipare, n'a été observé qu'en Egypte. Sur 363 autopsies Griesinger l'a trouvé 117

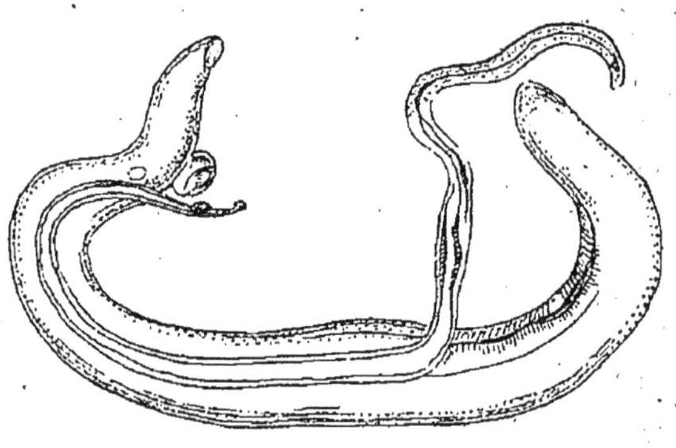

Fig. 60. — *Strongylus gigas* mâle (d'après Leuckart).

Fig. 61.—*Distoma homatolium* (d'après Cobbold.)

fois. Plus commun de juin à août, il existe dans la veine porte, les veines mésaraïques, hépatiques, linéales, intestinales et viscérales et ne paraît pas déterminer d'accidents graves. On a signalé comme symptômes possibles , par suite d'érosion des parois de vaisseaux, de l'hématurie et des manifestations du côté des reins, de la vessie, des intestins.

Pour étabir le diagnostic, on cherchera les œufs dans les urines et dans les selles.

CLASSIFICATION

DES

VERS INTESTINAUX

Le lombric, l'oxyure, le trichocéphale, la filaire, les deux strongles, l'anchylostome sont des vers cylindriques et appartiennent à l'ordre des *nématodes*, dont l'espèce ascaris lombricoïdes, du genre ascaris, peut servir de type ;

Les distomes ou douves, vers ovoïdes, aplatis, sont de l'ordre des *Trématodes*.

Ces deux ordres nématodes et trématodes appartiennent à la classe des *Helminthes*.

Les ténias et le botriocéphale, vers rubanés et articulés, forment l'ordre des *tœniadés* et celui des *botriocéphalés*, tous deux de la classe des *cestoïdes*.

Les deux classes helminthes et cestoïdes constituent, avec les classes des annélides, des planariés et des rotatoires, le *sous-embranchement des vers, de l'embranchement des annelés ou entomozoaires* (Milne Edwards).

Les animalcules microscopiques, bactéries, bactéridies, vibrions, etc., forment la classe des *infusoires*, de l'embranchement des *zoophytes*.

Quant à la linguatule (pentastome), considérée d'abord comme un helminthe, elle a été classée par M. Van Beneden avec les crustacées.

Nous exposons dans ce tableau, emprunté quant à la disposition en embranchements sous-embranchements et classes à M. Milne Edwards, la classification des parasites dont nous venons de parler.

Embranchements	Sous-embranchements	CLASSES	ORDRES	GENRES	ESPÈCES		
ANNELÉS ou ENTOZOAIRES.	Arthropodes ou à pieds articulés...	Insectes.					
		Myriapodes.					
		Arachnides.					
		Crustacées	....	linguatula	serrata	génération alternante.	
	VERS.	Helminthes.	Nématodes.....	ascaris	lombricoïdes.		
				oxyuris.........	vermicularis.		
				trichocephalus ..	dispar.		
				anchylostomum .	duodenale.		
				strongylus	gigas.		
					longevaginatus.		
				trichina	spiralis.		
				filaris	medinensis	génération alternante.	
			Trématodes....	distoma	hepaticum	génération alternante. (embryon cilié — sporocyste.)	
					hœterophyes.		
					hœmatobium.		
					ophthalmolobium.		
						génération alternante.	
						proscolex.	scolex.
		Cestoïdes.	Tœniadés......	tœnia	solium	embryon hexacanthe—	cysticerques cellulosæ
					echinococcus......	hydatide.	— echinocoques.
					mediocaneliata....	embryon hexacanthe—	cysticerques bovis.
					madagascariensis ..	»	»
					nana	»	»
					flavopunctata	»	»
			Botriocéphalés .	botriocephalus ..	latus	embryon hexacanthe	?
		Annélides.					
		Planariés.					
		Rotatoires.					
ZOOPHYTES.	Radiaires	Echinodermes.					
		Acalephes.					
		Polypes.					
	Sarcodaires (protozoaires).	Infusoires	vibroniens.....	bactéries.			
				bactéridies.			
				vibrioniens.			
			paraméciens.				
			monadiens	cercomades.			
		Spongiaires.					

Cuvier avait divisé les vers intestinaux en parenchymateux et en cavitaux ;

Rudolphi en nématodes, trématodes, cestoïdes et cysticerques.

Virchow comprend indistinctement dans une même classification tous les parasites connus (ce n'est du reste qu'une subdivision arrangée de notre grande classification française).

I Infusoria — Vibrio, polygathicœ.

II Vermes — A. Platyelma ; cestoïdea vera et cestoïdea cystica, etc.

B. Nematilinia ; filaria, trichina, strongylus, etc.

III Articulata — A. Crustacea.

B. Acarina ; sarcoptes scabiei, acarus.

C. Insecta ; aptera (pediculus), diphtera (pulex œstrus hominis).

CONSIDÉRATIONS GÉNÉRALES

ET

CONCLUSIONS

Tous les vers qui vivent en parasites chez l'homme peuvent être rencontrés chez l'enfant.

Le lombric, l'oxyure, — les deux vers qui sont particuliers à l'enfance et par lesquels les gens du monde entendent désigner chez les enfants les vers intestinaux, — le trichocéphale, — que l'on rencontre assez souvent dans l'enfance, — les ténias, y compris le bothriocéphale qui lui sont rares, par leur existence bien établie dans nos pays, auraient dû seuls nous occuper, si nous n'avions pas cherché à être aussi complet que possible pour démontrer que les principes que nous avons posé sont vrais pour tous les vers.

La filaire n'appartient pas à l'Europe ;

La trichine, qui n'a pas été encore bien observée en France, a des manifestations si spéciales que celui qui n'a pas constamment en vue le ver comme cause de ces phénomènes croit à un empoisonnement, à une maladie virulente et dans tous les cas distrait la trichine de l'helminthiase. — Nous avons dit que les accidents déterminés par les trichines ne pouvaient être assimilés qu'à ceux des corps étrangers et n'existaient que quand ces vers avaient envahi l'économie par nombre incalculable (Leukart a pu dire que 4 gr. de viande de porc infecté avaient contenu dans certains cas 40,000 kystes de trichines).

Quant aux échinocoques, ce n'est qu'à l'état de kyste hydatique qu'ils déterminent des phénomènes dans l'économie, ces phénomènes sont aussi ceux des corps étrangers et ils ne se traduisent qu'exceptionnellement dans l'enfance.

Les autres vers ne sont que des curiosités vermineuses.

Le lombric, l'oxyure et le ténia solium étaient seuls connus des anciens ; regardés comme produit, par formation autochtone, des aliments ou des humeurs, ils n'ont pris rang d'êtres organisés vivants, d'animaux, que vers la fin du 17e siècle ; — mais leur mode de développement et de propagation est de date récente, ainsi que la découverte des autres vers (à part le botriocéphale qui longtemps confondu avec le ver solitaire a été déterminé au siècle dernier).

Avant d'en arriver là dans nos connaissances zoologiques, les vers ont dû être l'objet des interprétations les plus variées : pour Hippocrate ils se formaient dans le fœtus ; Aristote les croyait le produit des excréments, la plupart des auteurs les faisaient provenir des matières contenues dans le tube digestif, et c'était la corruption ou la coction de ces matières qui les engendraient ; pour Galien ces matières génératrices étaient les aliments, pour Oribase les humeurs : la noire donnait les oxyures, la bile les lombrics, la pituite le ténia ; pour Spigel c'était le mélange de la pituite et des matières excrémentielles ; — reflet rationnel des doctrines humorales.

Pour Rudolphi et même Bremser (1820) et pour nombre de nos contemporains (jusqu'en 1860), les vers étaient le produit d'une génération spontanée.

Au point de vue pathogénique, les interprétations ne le cèdent en rien aux précédentes. Pour tous les auteurs, les vers, quelle que soit leur origine, constituaient des maladies spéciales et engendraient le plus grand nombre des autres : il y avait les maladies vermineuses universelles, générales ou particulières à tel organe ; Bremser va jusqu'à dire que les malades vermineuses peuvent exister sans ver ; d'autres (1853) admettent une asthénie helminthogénétique ; d'autres une diathèse vermineuse.

Tout cet échafaudage élevé à la crédulité publique a dû crouler devant la saine observation, le microscope, la physiologie expérimentale appuyée sur l'histoire naturelle, l'anatomie pathologique ; et aujourd'hui il n'y a plus un médecin qui se fasse l'écho de maladie vermineuse.

Pour tout médecin les vers intestinaux ne peuvent déterminer que des phénomènes sympathiques par action réflexe et des phénomènes locaux.

Pourquoi les phénomènes locaux, les seuls sur la

nature desquels les auteurs ne sont pas encore nettement prononcés, ne sont-ils eux-mêmes que des phénomènes sympathiques par action réflexe ?

1° Parce que, s'ils devaient être assimilés à une inflammation, à une maladie du ventre, à une entérite, ces symptômes ne devraient pas disparaître sitôt les vers expulsés, ils pourraient peut-être s'amender et cela progressivement, mais jamais cesser subitement comme la cause qui les engendre ; — on n'enraye pas malheureusement pour l'humanité les maladies de cette façon-là.

2° Parce qu'il n'existe pas une autopsie authentique pour laquelle on ait pu rattacher catégoriquement à l'action des vers les lésions intestinales, parce que dans tous les cas où l'on a trouvé des vers *seulement* dans l'intestin (et tout le tube digestif) la muqueuse était déclarée intacte.

3° Parce que les phénomènes locaux sont réputés plus rares que les phénomènes sympathiques proprement dits.

Pourquoi les phénomènes sympathiques proprement dits ne sont-ils pas des maladies ?

Parce qu'il n'y a jamais de lésions anatomiques avec eux seuls ; parce que tous les observateurs s'accordent à les considérer non comme l'expression d'une maladie, non comme entité morbide, mais comme une manière d'être, temporaire, du système nerveux momentanément irrité, chez un sujet prédisposé, sur un point quelconque des limites de ce système.

Causes, séjour habituel, distribution géographique, fréquence en rapport avec pays, climats, races, saisons, sexes, âges. Endémie, épidémie. — La cause unique des vers chez l'enfant est l'ingestion avec les boissons ou les aliments d'œufs ou de kystes contenant l'animal à l'état de jeune ; les causes prédisposantes n'ont qu'un rôle secondaire ou nul.

Le lombric, les ténias, le botriocéphale habitent l'intestin grêle, le trichocéphale le cœcum, l'oxyure la partie inférieure du gros intestin et surtout le rectum.

Les vers intestinaux (sauf le botriocéphale), sont de tous les pays, de tous les climats, de toutes les races, de toutes les saisons. — Ils se montreraient (le botriocéphale compris), avec le même degré de rareté sur toute la surface du globe si les règles d'hygiène étaient appliquées par tous les peuples, et ils devraient disparaître complètement dans un temps relativement peu éloigné. — Les deux sexes sont également atteints ; on a dit cependant la fille plus sujette au ténia et aux autres vers, mais mieux est de dire que ce sont les symptômes qui se montrent plus fréquents pour elle.

La présence de telle espèce n'exclut pas nécessairement celle de telle autre, et les phénomènes possibles ne se compliquent pas pour cela.

Tous les enfants peuvent être atteints de vers, mais ceux-ci se montrent presque exclusivement chez les enfants mal surveillés, mal soignés, dépourvus des conditions hygiéniques nécessaires.

On conçoit difficilement que l'enfant puisse en présenter avant le sevrage, si l'enfant n'a été nourri qu'au sein (l'oxyure excepté).

Ils sont d'égale fréquence dans la première et dans la deuxième enfance ; à partir de 10 ans le lombric commencerait à être moins fréquent, sans doute parce que l'enfant a appris déjà à mieux s'observer ; nous renvoyons à l'article lombric pour notre manière de voir sur la plus grande fréquence des vers chez l'enfant.

Ils se montrent dans certaines localités en si grand nombre et d'une manière tellement permanente qu'on dit ces localités à endémie vermineuse, simple question d'hygiène publique.

A certaines époques ils ont frappé tous les habitants d'une localité, on a dit alors qu'il y avait épidémie vermineuse. Mais ici il n'y a pas plus de contagium par le contact que par l'air, aucune influence occulte à laquelle on ne saurait se soustraire, la cause est palpable — le terme épidémie est donc impropre. — Ces épidémies n'ont eu lieu que dans des circonstances spéciales, guerre, famine, etc., en coïncidence avec des épidémies de dyssenterie, de typhus, etc. ; la population est attérée, ne prend plus souci des règles d'hygiène, des soins d'intérieur, la mère affolée n'a plus son tact habituel pour scruter la cause du mal et en préserver son enfant.

Symptômes. — Les symptômes se rapportent tous à deux ordres de phénomènes : des phénomènes généraux (cérébraux et nerveux) et des phénomènes locaux ; mais tous sont dus à la même cause, à une action réflexe, à l'irritation par le ver des rameaux périphériques du système spécial qui préside essentiellement aux actions réflexes, celui du grand sympathique, et ne peuvent en aucun cas être assimilés à une maladie connue ou constituer une maladie.

Les symptômes sympathiques généraux à forme cérébrale ou nerveuse ne se montrent que sur des enfants prédisposés, ceux dont les parents ont présenté un des vices, une des maladies constitutionnelles à hérédité (alcoolisme, épilepsie, hystérie, folie, etc.). Les symptômes sympathiques à forme intestinale peuvent se rencontrer chez tous les enfants, mais surtout chez ceux nés de parents scrofuleux, tuberculeux, vénériens, etc. ; ces enfants stigmatisés pour la vie si l'hygiène, la thérapeutique n'interviennent pas à propos portent avec eux une prédisposition à toutes les maladies régnantes jusqu'à l'apparition de la maladie héréditaire en germe.

Quels qu'ils soient, les symptômes sont toujours rares, on les constate également aux deux périodes de l'enfance, mais d'une manière générale ils sont plus prononcés dans la première enfance pour les raisons que nous avons données (voir diagnostic différentiel à lombric).

Y a-t-il une cachexie vermineuse? L'amaigrissement, la perte des forces, l'apathie physique et intellectuelle, l'altération des traits devant disparaître avec l'expulsion des vers, nous ne pouvons l'admettre. Car ce facies à teinte terreuse et plombée n'a été rencontré que dans les pays où la population est misérable, abâtardie, se complaît dans la saleté, n'a aucunes notions des règles d'hygiène, et n'oppose aucune résistance à la maladie.

PRONOSTIC. — Les vers sont toujours d'un pronostic favorable; *ils sont inoffensifs* parce que les manifestations n'offrent généralement aucune gravité, que le médecin a toujours à sa disposition le moyen de les faire disparaître, qu'avec les moyens prophylactiques connus on peut toujours prévenir l'atteinte des vers et que les phénomènes quelle que soit leur intensité cèdent immédiatement à l'intervention du médecin, l'enfant recouvrant subitement, sans transition, sa gaieté, sa santé.

Nous avons dit ailleurs que chez les sujets prédisposés ces phénomènes pourraient être l'occasion de l'apparition de la maladie héréditaire en germe, mais il faut remarquer que cette maladie aurait pu évoluer et évolue le plus souvent sans cette cause.

Quoique inoffensifs, les vers ne peuvent être considérés comme utiles et en raison des manifestations qu'ils peuvent déterminer on doit toujours en débarrasser au plus tôt l'enfant. Il ne faut pas non plus perdre de vue la possibilité de l'introduction d'un lombric dans le foie et les quelques accidents mortels enregistrés dans la science et dus à la présence de lombrics migrateurs dans le larynx et la trachée, quoique ces cas soient absolument exceptionnels.

Le DIAGNOSTIC s'établit sur l'évacuation du ver qui sort spontanément, en totalité ou en partie, à de fréquents intervalles ; pour les lombrics en l'absence de vers dans les garde-robes, celles-ci contenant toujours des œufs, il faut quelquefois avoir recours au microscope ; ce dernier moyen est presque exclusif pour le trichocéphale. — Pour n'avoir pas à nous répéter nous renvoyons pour le *diagnostic des symptô-*

mes à celui que nous avons cherché à établir au sujet des lombrics entre les symptômes vermineux et les symptômes des maladies que l'on a attribuées aux vers, ce diagnostic différentiel s'appliquant à tous les vers intestinaux proprement dits.

Les MOYENS PROPHYLACTIQUES sont d'une facilité d'exécution, d'une simplicité telle que les parents peuvent être jusqu'à un certain point considérés comme les seuls auteurs du parasitisme interne chez leurs enfants.

Le TRAITEMENT est à la portée de tous.

Tout notre travail tient dans les conclusions suivantes :

1° Les vers étant excessivement fréquents dans l'enfance, si fréquents que presque tous les enfants en ont, doivent être d'une manière générale regardés comme *inoffensifs*, eu égard au petit nombre d'enfants atteints des manifestations qu'ils déterminent ; autrement dit l'innocuité des vers est la règle, les phénomènes vermineux l'exception.

2° Il n'y a pas de maladie propre aux vers, autrement dit de maladie vermineuse.

3° Associés de quelque façon que ce soit, les symptômes que déterminent les vers ne peuvent être rattachés à aucune maladie à lésion localisée, à aucune maladie connue, celle-ci étant bien caractérisée.

4° Dans toutes les lésions constatées à l'autopsie ou sur le vivant, et attribuées aux vers, les vers n'y ont joué qu'un rôle passif, celui de corps étranger, et le plus souvent n'y ont pris aucune part, pas même celle-là.

5° Ne pouvant admettre de maladie qu'autant qu'il y a lésion anatomique, qu'autant que l'association, l'ensemble, la succession des symptômes sont caractéristiques de maladie, nous disons que ne possédant aucune observation d'autopsie constatant catégoriquement une lésion faite par des vers et les manifestations des vers n'étant jamais caractéristiques de maladie, les phénomènes vermineux ne sont en aucun cas des maladies et doivent être rayés comme telles du cadre nosologique.

6° Les vers ne pouvant déterminer, engendrer de maladies, celles qu'on leur attribue ont une toute autre origine.

7° Aucun des symptômes par lesquels les vers manifestent leur présence n'est pathognomonique et ne peut suffire à la révéler.

8° En entourant l'enfant de précautions prophylactiques, il n'y aurait jamais de vers dans l'économie, il n'y aurait plus de parasitisme interne.

9° Par les moyens diagnostiques et thérapeutiques dont nous disposons, on peut toujours prévenir et enrayer tout accident vermineux, quel qu'il soit; conséquemment les phénomènes vermineux eux-mêmes ne peuvent être regardés comme dangereux, ne peuvent avoir qu'un pronostic favorable.

En d'autres termes, les vers ne sont jamais cause de maladie et ne peuvent en déterminer. Ils n'ont aucune action directe sur l'économie, aucune influence pernicieuse sur la santé de l'enfant *sain*. Dans les cas où les vers intestinaux proprement dits ont donné lieu à des symptômes, ils n'ont jamais provoqué que des phénomènes sympathiques par action réflexe, et ces phénomènes quelle que soit leur gravité pouvant toujours être conjurés ne sont pas regardés comme dangereux ; l'enfant recouvre peu après l'effet du vermifuge sa gaîté, sa santé.

Au point de vue de l'innocuité, le ver est à l'intestin ce qu'est la gourme à la face de l'enfant : une tache dont la persistance dénoterait l'incurie des parents. Hâtons-nous d'ajouter que le ver aime mieux les champs que la ville.

BIBLIOGRAPHIE (1).

Davaine. — *Traité des entozoaires et des maladies vermineuses de l'homme et des animaux domestiques.* — *Paris* 1860, 2e *édition* 1877.

TISON. *Observ. anatom. sur le ver rond du corps humain*, trans. phil. London 1683 nº 147.

REDI. *De animalculis vivis quæ in corporibus animalium vivorum reperiuntur*, 1684.

ANDRY. *Traité de la génération des vers dans le corps de l'homme*. 1re édit. Paris 1700, 2e édit. 1714, 3e édit. 1741.

VALLISNERI. *Nuova scoperta dell'ovaja, e delle nova de' vermi tondi de' vitelli e degli Uomini*. Padova 1713. — *Opere fisico-mediche* Venezia 1732, traduit par Leclerc.

BAUMÈS. *Traité des convulsions chez les enfants, leurs causes*. Paris 1805.

RUDOLPHI. *Entozoorum hist. nat.* Amstelodami 1808. — *Entozoorum synopsis*, Berolini 1819.

1. Nous ne mentionnons pas ici les ouvrages que nous avons cités en bas de page dans le texte.

BRERA. *Lezione medico pratiche sopra i principali vermi del corpo umano, etc.*, Crema 1802. — trad. allem. angl. et fr. 1804; 1807. — *Memorie fisico-mediche sopra i principali vermi..*, Crema 1808.

LAENNEC. *Art. ascarides dict. Sc. medic.* 1812. — *Mémoires sur les vers vésiculaires.* Paris 1805.

BREMSER. *Ueber lebende würmer im lebenden menschen.* Wien, 1819, trad. fr. par Grundler, annoté par de Blainville : *traité zoologique et physiologiqne sur les vers intestinaux de l'homme*, Paris 1824.

J. CLOQUET. *Anat. des vers intestinaux*, Paris 1824.

MONDIÈRE. *Journal l'Expérience, t.* II. Paris 1838.

OWEN. *Art. Entozoa in cyclopedia of anat. physiol.* London 1839.

DUJARDIN. *Hist. natur. des helminthes* 1845.

DE SIEBOLD et STANNIUS. *Manuel d'anat. compar.*, Paris 1849.

DE SIEBOLD. *Parasiten, in Wagner's.* Braunschweig, 1846. — *Vergleichende anatomie der wirbellosen Thiere.* Berlin 1848. — *Ueber den generationswechsel der Cestoden (Zeits, f. wissenschaft. Zoologie* 1850-1854). — *Ueber die band und blasenwurmer*, Leipzig, 1854.

BLANCHARD. *Recherches sur l'organisation des vers.* (Ann. des sc. nat. 3e série t. XI, 1849).

BAZIN. *Des vers ascarides lombricoïdes.* Paris 1850.

GERVAIS et BENEDEN. *Zoologie méd.* Paris 1856-1869.

Van BEDEDEN. *Les vers cestoïdes*, Bruxelles 1850. — *Mém. sur les vers intestinaux*, (supplém. aux compt. rend. acad. des sc. Paris 1858. — *Origine des divers tenias in trans-*

formation des entozoaires. (Compt rend. de l'Acad. des sc. 2 juin 1862).

DIESING. *Systema helminthum,* Vienne 1850-1851. — *Revision der Mizhelminthen : trematoden,* 1858.

ESCHRICHT. *Inquiries experimental and philosophical concerning the origin of intestinal worms.* Edimbourg 1851.

ROBIN. *Histoire natur. des végétaux parasites* 1853. — *Traité du microscope* 1871.

KUCHENMEISTER. *Die in uud an der Korper des lebenden Menschen vorkommenden parasiten,* Leipzig 1855, traduction anglaise par Edwin Lankester, 1857. — *Ueber die Umwandlung der finnen in Brandwurmer,* (Prager Viertelj. 1852).— *Ueber cestoden im Allgemeinem, etc.,* Zittau 1853. — *Ueber Wurmabscess, etc.* (Oester Zeitschr. für prakt. Heilko, 1867).

DAVAINE. *Sur le diagnostic de la présence des vers dans l'intestin par l'inspection microscopique des matières,* in Compt. rend. société biologiq. 2e série, t.4, 1857.— *Recherches sur le développement de l'œuf du tricochéphale dispar et de l'ascaride,* in Compt. rend. de l'acad. des sc. t. XLVI, 21 juin 1858 et Société biolog. 1858, p. 105.—*Journ. de physiol. de Brown-Sequard,* t. II, p. 295, Paris 1859- — *Mém. Société de biolog.* 3me série, t. IV, p. 261, 1862.

TERSON. *De l'oxyure vermiculaire,* thèse de Paris 1858.

CEZILLY. *Du dragonneau,* thèse Paris 1858.

BENOIT. *Du dragonneau,* thèse Montpellier 1859.

PLATTNER. *Des organes sexuels du tænia chez l'homme,* in archiv. d'anat. et physiol. 1859.

POUCHET. *Traité de la génération spontanée,* Paris 1859.

KOEBERLÉ. *Des cysticerques de tænia chez l'homme,* Paris 1861.

VIRCHOW. *Parasitische Thiere in Dessen Handbuch.* Erlangen 1854. — *Darstellung der Lehre von den trichinen.* Berlin 1864, trad. fr. par Onimus. Paris 1864.

COBBOLD. *Remarks on all the Human entozoa,* (proceed. of zoolog. soc. of London 1862). — *Entozoa,* London 1869.

SMITH. (Wm. Abbotts). — *On Humam Entozoa.* London 1863.

MOQUIN-TANDON. *Eléments de zoologie médicale* 1862.

MOSLER. *Helminthologische studien und beobachtungen,* Berlin 1864.

KESTNER (H). *Etude sur la trichina spiralis.* Paris 1864.

GUYON. *Sur un nouveau cas de Filaria oculi humani in Compt. rend. acad. des sc. t. 59, 1864.*

STIEDA (Ludwig). *Sur l'anatomie du botriocephalus latus* (Archiv für Anat. u. phys. 1864, traduit in Ann. des sc. nat. 1865)

KRABBE. *Recherches helminthologiques en Danemark et en Islande.* Copenhague, 1866.

SCOUTETTEN. (H). *Etude sur les trichines et sur les maladies qu'elles déterminent chez l'homme.* Paris 1866.

SCHNEIDER. *Monographie der Nematoden.* Berlin 1866.

LEUCKART. *Die menschlichen parasiten.* Leipzig 1867.
— *Untersuchungen über trichina spiralis.* Leipzig 1860.

BAILLET. *Hist. nat. des helminthes des mammifères domestiques,* Paris 1866.

MEUNIER. *Etude sur l'affection vermineuse.* Thèse de Paris 1867.

DELPECH. *Art. Ladrerie, in dic.* encyclop. des sc. méd. 1868.
— *de la ladrerie du porc, au point de vue de l'hygiène privée et publique,* Paris 1864.

KNOCH. *Développement du botriocéphale* in Comp. rend. Acad. des sc. 11 janv. 1869.

DUBREUIL. (H). *Du ténia au point de vue de ses causes et particulièrement de l'une d'elles, l'usage alim. de viande de bœuf crue.* Thèse Paris 1869.

BALBIANI. *Recherches sur la propagation et le développement du strongle géant* (compt. rend. de l'acad. des sc. t. LXIX. 1869).

LUTON et VAILLANT. *Art. entozoaires* in Nouveau dict. de méd. et de chirurg. pratique, 1870.

DAVAINE et GRENET. *tænia madagascariensis,* in archiv. de méd. navale 1870, et in mem. soc. de biolog. 1870.

LANCEREAUX. *Note sur la ladrerie chez l'homme* (Archiv. gén. de medec. nov. 1872 p. 543) *et traité d'anatomie pathologique générale.* t. 1er, 2e partie, 1876.

SAINT-CYR. *Comptes rendus de l'Acad. des sciences,* 25 août 1873.

MEGNIN. *Sur le développ. des cestoïdes inermes* (compt. rend. Acad. des Sc., 13 Mai 1872, et journ. de l'anat. de Robin 1873).

LÉON COLLIN. *Du ténia. Bullet. de la soc. médic. des hôpit.,* 2e série t. XII, 1875 ; t. XIII, 1876.

CAUVET. *Nouveaux éléments d'hist. nat. méd.,* Paris 1869, dernière édition 1877.

BOYRON. *Etude sur la ladrerie chez l'homme.* Thèse de Paris 1877.

LABOULBÈNE. *Des helminthes cestoïdes de l'homme et de leur traitement,* Paris 1877. — *Bullet. de la soc. méd. des hôpit.* de Paris 2e série t. XII, 1875, etc., voir dans le texte.

H. ROGER. *Du tenia chez les enfants ; du ténia inerme produit par le régime de la viande crue* (bullet. de la société medic. des hôpit. 2e série t. XIII, 1876).

ARCHAMBAULT. — MASSE et POURQUIER. — Vallin. — Emile Vidal — H. Rendu (bulletins de la Soc. médic. des hôpit.; 2e série t. XIII, 1876).

DAVAINE. *Art. Lombrics, dict. encyclop. des sc. médic.* 1870. — *Art. Cestoïdes, dict. encyclop. des sc. méd.* 1873.

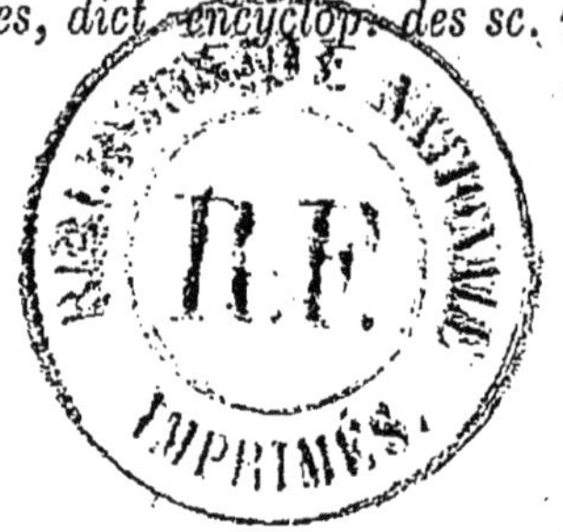

TABLE DES MATIÈRES

VERS VIVANT DANS LE CANAL INTESTINAL.

LES TENIENS.

VERS VIVANT HORS DU CANAL INTESTINAL.

707. — Abbeville. — Typ. et stér. G. Retaux.

www.ingramcontent.com/pod-product-compliance
Ingram Content Group UK Ltd.
Pitfield, Milton Keynes, MK11 3LW, UK
UKHW020330230726
13925UKWH00002B/723